Doris Wroblewski

Teilfasten – ein Gesundheitsschlager

Doris Wroblewski

Teilfasten – ein Gesundheitsschlager

Entsäuern – Entschlacken – Entgiften und dabei abnehmen

Ariane Verlag

Die Deutsche Bibliothek – CIP-Einheitsaufnahme

Wroblewski, Doris:
Teilfasten – ein Gesundheitsschlager : Entsäuern, Entschlacken, Entgiften und dabei abnehmen / Doris Wroblewski. – 4., überarb. Aufl. – Königstein : Ariane-Verl., 1995
ISBN 3-929960-09-5

1. Auflage 1990
2. Auflage 1991
3. Auflage 1993
4. stark überarb. Auflage 1995

Gesamtherstellung: H. Stürtz AG, Würzburg

Umschlag: Monika Mulzer-Adam, 61273 Wehrheim

Graphiken: Jürgen K.L. Ravens, Schwalbach

ISBN 3-929960-09-5

Printed in Germany

Für meine Kinder Katja, Juri, Sergej und Andrej Grusdew-Wroblewski sowie meine Enkeltochter Nathalie, die Verständnis aufbringen für mein Anliegen, ihnen und anderen helfen zu wollen.

Mit Dank an meine Kursteilnehmerinnen und Kursteilnehmer, mit denen zusammen ich sehr viel lernen durfte und die mir durch ihre gesundheitlichen Erfolge gezeigt haben, daß ich auf dem richtigen Weg bin.

Inhaltsverzeichnis

Der medizinische Hintergrund

Vorwort

Wer heute noch ein neues Buch über gesundes Essen und Trinken schreiben will, der muß ganz besondere Erfahrungen gemacht haben, denn sonst ist er gezwungen, Altbekanntes zu wiederholen oder irgendwo abzuschreiben. Doris Wroblewski ist es gelungen, zwischen den wohlgepflanzten Beeten der Diätetik ein Stück Wildnis zu entdecken, das sie zu einem Schmuckstück gemacht hat, das man getrost mit einem „Englischen Garten" vergleichen kann: „geordneter Wildwuchs" oder „Freiheit in Grenzen" möchte man ihn nennen.

Dafür hat sie – typisch für eine Frau – viel besser recherchiert, als Männer dies üblicherweise tun und hat aus altbekannten, strengen diätetischen Richtlinien, deren konventioneller Zuschnitt den selbstbewußten Menschen überall drücken und beengen, lockere, luftige und hübsche „Kleiderschnitte" für die Gesundheit entwickelt, die sich gut tragen lassen und in denen man sich wohlfühlt und gerne sieht.

Auf das Ergebnis kommt es letztlich an und das steht bei Doris Wroblewski gleich am Anfang: es ist der Verzicht auf das Unnötige, auf das, was in jeder Körperzelle unnötigen Ballast erzeugt – in seiner Gesamtheit auch auf der Waage – und was doch beim Gebrauch so hübsch schmeichelt und schnörkelt, daß es gar nicht ernst genommen wird, bis es (fast) zu spät ist!

Doris Wroblewski sagt uns in ihrem Buch über das Essen und Trinken in unserer Zeit, wann wir auf die Warner hören müssen, wie sie aussehen und was sie sprechen und wie sachte wir ihren Ratschlägen folgen können, ohne uns dabei weh zu tun. Am liebsten hätte sie ihr Buch ja als Fastenbuch angeboten. Aber dafür ißt sie selbst zu gerne. Dann wollte sie es als Tcilfasten anbieten. Aber dafür schrieb sie darin viel zu viel über richtiges Essen. Und der Titel „Ein moderner Weg zu Gesundheit und Idealgewicht, Entsäuern, Entschlacken und Entgiften“ war viel zu lang für die erste Buchseite. Dennoch wäre er der einzig richtige gewesen.

Essen und Trinken: seit sechzigtausend Jahren eine tägliche Gewohnheit des Cro-Magnon Menschen (das sind wir!) und immer noch nicht genügend erforscht und gesichert – wie, wann, wieviel, was, wie oft, was zusammen, in welchen Abständen, wie verarbeitet, auf welchem Feuer gebraten und gekocht ...

Warum war das so unmöglich? Weil Essen und Trinken mit dem stets augenblicklichen Zustand des Gemeinschaftswesens Mensch verwoben ist und dieser ist heute weit entfernt von seinen Ursprüngen in der Höhle und auf der Jagd. Das Leben ist so viel komplizierter und vielschichtiger geworden! Unser Organismus ist der alte geblieben. Hier die Brücke zu schlagen von den Sehnsüchten und Zwängen des modernen Daseins zu den Bedürfnissen des uralten Körperbaus ist Doris Wroblewskis Anliegen und das ist ihr vorzüglich gelungen.

Auf jeder Seite ihres Buches wirbt die Autorin um Verständnis für diesen uralten Typus und zeigt gleichzeitig, warum er so ist und warum deshalb sein Betriebsstoff so und so aussehen muß. Gleichzeitig jedoch macht sie aus der Not ein Vergnügen, weil sie uns viel Wissen um uns selbst vermittelt, über das wir mächtig stolz sein dürfen. Es scheint am Ende des Buches so zu sein, daß jeder sich selbst als teures, exotisches Schoßtier betrachten kann und stolz darauf ist, wie gut und gesund er dieses durch die Fährnisse der hektischen industriellen Gesellschaft bringen kann: ein jeder sein eigener Wissender und Künstler.

Daß jeder dabei „sein eigenes kleines Stückchen Natur" erforscht und zu achten lernt und darüber hinaus die große, umgebende Mutter Natur zu verehren, glückt ihr gleichsam im Nebenstrom und das ist überhaupt das Bestrickende in ihrem Buch: man fühlt sich nicht belehrt, sondern geehrt.
Man ist wer (!), wenn man ihren Ratschlägen gefolgt ist.

Ein neues Gesundheitsbuch? Eher ein neuer Garten Eden, in dem es nicht von Verbotstafeln wimmelt, à la: „Du darfst essen vom Fichtenbaum, Du darfst essen vom Lindenbaum, Du darfst essen von der Roßkastanie, aber vom Apfelbaum darfst Du essen nicht, der ist für die Kolchose...", sondern in dem auf die vielen leckeren und eßbaren Leichtgewichte in der Nahrungskette hingewiesen wird.

Schwäbisch Gmünd, Juni 1995

Dr. med. Johann Abele
Ehrenpräsident des
Deutschen Naturheilbundes

Einleitung

Das Teilfasten ist besonders auf die Belange von Menschen zugeschnitten, die überernährt, fehlernährt oder mit Giften belastet sind. Das Teilfasten ist hervorragend geeignet für alle, die ihre herkömmliche Ernährungs- und Lebensweise ändern und ihren Organismus allmählich umstellen wollen.

Wohl kaum ein Mensch ist mit seiner Figur zufrieden. Mal sind die Hüften zu breit, mal der Busen zu groß, mal der Bauch zu schwabbelig, mal die Oberschenkel zu prall. Dabei muß dieser, laut Tabelle, noch nicht einmal übergewichtig sein. Kurzum, die Diäten haben Hochkonjunktur und die Ratschläge für Abnehmwillige fassen ganze Bücher und Bibliotheken.

So stieß ich vor Jahren auf ein Programm der Bundeszentrale für gesundheitliche Aufklärung: „Abnehmen – aber mit Vernunft". Auf den ersten Blick schien es ein wirklich vernünftiges Programm zu sein, um seine Eßgewohnheiten mit Hilfe einer Gruppentherapie über ein halbes Jahr zu kontrollieren und zu verändern. Was mir besonders gefiel, war die für den Laien ausgewogen erscheinende Nahrungszufuhr. Lange Zeit gab ich auf dieser Basis Kurse und hatte viel Erfolg bei meinen meist weiblichen Kursteilnehmerinnen, die bis zu 20 Kilogramm und mehr innerhalb eines halben Jahres abnehmen konnten. Doch wie sah es ein Jahr später aus? Viele hatten das ständige Kalorienzählen irgendwann satt, denn sie dachten, träumten und redeten nur noch in Kalorien und gaben letztendlich doch auf, da die Belastung für sie zu groß wurde und die Pfunde schnell wiederkamen.

Das brachte mich auf den Gedanken, daß nicht nur die Quantität, sondern auch die Qualität der Nahrung von großer Bedeutung sein müsse. Auf diese Weise kam ich mit dem Gedankengut von Dr. Max Otto Bruker in Berührung, von dem ich sehr viel lernen durfte. Ich schrieb mein erstes Buch: „Alternatives Abnehmen, aber mit Vernunft". Es war zwar noch angelehnt an die Vorschläge der Bundeszentrale für gesundheitliche Aufklärung, der Schwerpunkt lag aber auf der Frage: „Was esse ich?" Die Qualität stand im Vordergrund und damit die Vollwertkost. Auch das führte zu guten Erfolgen.

Die Vollwertkost mit ihrem hohen Anteil an Frischkost, vielen Enzymen, Mineralstoffen, Vitaminen und sonstigen Vitalstoffen, die den meisten Übergewichtigen fehlen, zeigte ihre Wirkung. Doch es gab einen bestimmten Personenkreis, zu dem ich persönlich offensichtlich auch gehöre, bei dem das Abnehmen an Problemzonen unmöglich war. Bei diesen Stoffwechseltypen verursachen bestimmte Funktionsstörungen offensichtlich Blockaden, welche das Abnehmen, besonders das Abnehmen an bestimmten Stellen, so schwierig machten. Das führte mich zum Säure-Basen-Haushalt und meinem zwei-

ten Büchlein „Modifiziertes Heilfasten“. Darin empfahl ich bereits eine basische Kost. Denn ich hatte gemerkt, daß Blockaden bei der Ausscheidung über Lunge, Nieren, Darm und Haut (und damit viele Gewichtsprobleme) nur zu lösen sind, wenn unser Säure-Basen-Haushalt ins Gleichgewicht kommt. Das wiederum ist nur möglich mit einer vitalstoffreichen, basischen Kost. Da sie für viele bereits einen starken Eingriff in ihre Eßgewohnheiten darstellt und uns gleichzeitig gesünder werden läßt, nannte ich es „Modifiziertes Heilfasten“.
Die bekannte Medizinerin, Dr. med. Renate Collier, wurde meine Lehrerin, denn sie hatte sich seit Jahrzehnten schon mit der Übersäuerung auseinandergesetzt und neben der von mir ebenfalls empfohlenen Ernährungsumstellung auf basische Kost, eine eigene Azidosemassagetechnik entwickelt.
Ich bin heute der festen Überzeugung, daß wir, sofern wir nicht ständig über die Stränge schlagen, nur dann sinnvoll gesund werden – und auf Dauer abnehmen können, wenn es uns gelingt, wieder ein Fließgleichgewicht, die Säure-Basen-Balance, in unserem Körper herzustellen. Wie das geht, soll Ihnen dieses Buch vermitteln.

Das Fasten hat eine jahrtausendealte Tradition

Im Lexikon bedeutet „fasten“ eigentlich „an den (Fasten-)Geboten festhalten“. Dieser Begriff läßt sich auf das Gotische „fastan“ zurückführen (um 400 v. Chr.). Aber schon viel früher kannte die Menschheit die vorübergehende gänzliche oder teilweise Nahrungsenthaltung. Gründe dafür waren entweder jahreszeitlich bedingte, gesundheitliche, religiöse oder kultische.

So findet sich die Empfehlung zum Fasten aus medizinischer Sicht bereits auf Tontafeln der Sumerer, die um 2200 v. Chr. datiert werden. Und bei den Chinesen sollen sogar schon um 2800 v. Chr. unter Kaiser Shen Nung im Kräuterbuch dementsprechende Aufzeichnungen zu finden sein (Fußgänger, „Die Geschichte des Fastens“).

In dem Buch „Heilfasten und Entschlacken“ von Sven P. Johanson werden als älteste Fastentradition die religiösen Texte bezeichnet, die im „Weda“, den ältesten heiligen Schriften der Inder, aufgezeichnet wurden. Deren Ursprung sollen – laut Johanson – auf 10000 bis 2500 v. Chr. zurückgehen.

Fasten – aus ökonomischer, kultischer und religiöser Sicht

Ein jahreszeitlich bedingtes Fasten wirkt sich vorteilhaft auf die Gesundheit und Leistungsfähigkeit der Menschen aus. Darüber kann in Berichten über das Volk der Hunzas nachgelesen werden, denn zwischen den beiden Weltkriegen kamen erstmals Forscher in deren Gebiet und berichteten übereinstimmend über die erstaunliche Gesundheit dieses „Griechenvolkes am Himalaja". Der Hunsa oder Hunza ist ein Fluß in Asien.

Das Hunsatal liegt im Nord-West-Himalaja. Seine Bewohner bauten Getreide, Hülsenfrüchte und Obst an, besonders Aprikosen, Walnüsse und Maulbeeren. Dazu kam eine kleine eigene Viehzucht. Dennoch waren diese Nahrungsquellen nicht ausreichend, um die Bevölkerung auch in den Frühjahrsmonaten zu ernähren. Die Hunzas waren also zur Nahrungsreduktion beziehungsweise zum Fasten gezwungen.

Die Folge: sie erfreuten sich allgemein einer guten Gesundheit und sozialen Harmonie, bis sie von der Zivilisation entdeckt und mit deren „Vorteilen" beschenkt wurden. Mit der Einfuhr haltbarer Nahrungsmittel und dem Unnötigwerden des jahreszeitlichen Fastens zogen die ernährungsbedingten Zivilisationskrankheiten wie Karies, Fettsucht, Steinbildungen, Diabetes, Rheuma, Herz- und Kreislauferkrankungen ein.

Weit bekannter als die jahreszeitlich bedingten waren allerdings religiöse oder kultische Gründe, die die Menschen zum Fasten anleiteten. So wird aus dem indischen und jüdischen Kulturkreis berichtet, daß Fasten als Zeichen der Trauer um einen lieben Menschen, Fasten als Zeichen der Selbstfindung und geistigen Erneuerung aufgefaßt wurde.
Sehr wichtig waren aber auch Fastentage, die ausgerufen wurden, um Gott oder die Götter gnädig zu stimmen, vor Hungersnöten zu bewahren, um Regen zu schicken oder eine Sonnenfinsternis abzuwenden.
Gefastet wurde auch, um persönliche Kräfte zu erlangen – bei manchen Indianerstämmen haben die jungen Knaben vor Aufnahme in den Stamm fasten müssen. Von den Spartanern und Persern wird berichtet, daß sie ihre Heranwachsenden an immer längerwerdende Fastenzeiten gewöhnten, damit sie mehr Kraft und Widerstandsfähigkeit bekamen.
Am bekanntesten dürfte das religiöse Fasten sein, das es nicht nur in der christlichen Kirche gibt. So soll der Begründer des Buddhismus, Siddhartha Gautama Buddha (550 – 480 v. Chr.), mit 29 Jahren seine Familie verlassen und ein asketisches Leben geführt haben: „Sechs Jahre lang lebte er der Legende nach von Samen und Gras. Allmählich beschränkte er seine Nahrung auf ein Reiskorn täglich“ (Johanson). Von der Heiligen Theresia von Konnersreuth ist bekannt, daß sie 35 Jahre lang nur

von dem Genuß der Heiligen Hostie und Wasser lebte.
Im Jainismus, einer indischen Religion, die zur Zeit Buddhas entstanden ist, wird sogar das Fasten bis zur körperlichen Erlösung, das heißt bis zum Tode, als Befreiung vom Karma verstanden.
Das Fasten als Erlösung, allerdings nicht bis zum Tode, jedoch als Erlösung zur Vergebung der Sünden, finden wir im Juden- und im Christentum. Auch der Islam, der auf diesen Religionen aufbaute, schreibt seinen Anhängern eine längere Fastenzeit vor: den Ramadan. Noch heute ist allen Mohammedanern jeder leibliche Genuß wie Essen, Trinken, Rauchen 30 Tage lang von Sonnenaufgang bis Sonnenuntergang untersagt.
Im frühen Christentum soll das 24stündige totale Fasten „Jejunium a vespera ad vesperam", von einem Abend zum nächsten, üblich gewesen sein. Das 40tägige Fasten, wie es das Christentum kennt, scheint von den Essenern, einem jüdischen Stamm, dem auch Christus angehörte, zu kommen. Es wird allgemein in die vorösterliche Zeit gelegt. Aber auch in der Adventszeit war in früheren Zeiten das Fasten üblich. Dazu kamen die verschiedenen Quatembertage – vielleicht als Erinnerung an die jüdischen Mittwochs- und Freitagsfastentage und an das römische Samstagsfasten.
Leider wurde das Fasten in der katholischen Kirche durch die Verkündigung von Papst Paul VI. am 17. Februar 1966 neu geordnet. Gebotene Fastentage

mit einer sättigenden Mahlzeit am Tage und dem Verbot von Fleischspeisen für alle 21- bis 60jährigen sind nur noch der Karfreitag und Aschermittwoch. Das Freitagsgebot ist aufgelockert, Quatembertage sind allgemein unbekannt und die Fastenzeit ist als fleischlose Zeit kaum noch geläufig.

Fasten – ein natürlicher Instinkt von Kindern und Tieren

Fasten ist etwas, was uns Kinder immer mal wieder vormachen: manchmal haben sie einfach keinen Appetit, sie wollen nicht essen. Ganz besonders auffällig wird es, wenn sie sich nicht wohl fühlen, vielleicht erhöhte Temperatur haben und ihr innerer Instinkt sie jede feste Nahrung ablehnen läßt. Dies ist Fasten aus medizinischer Sicht, vorgelebt von Kindern, vorgelebt aber auch im Tierreich.
Ein Hund oder eine Katze praktizieren natürliche Enthaltsamkeit und instinktives Verhalten zum Glück noch. Wenn sie sich nicht wohlfühlen, spüren sie, welches Gras sie fressen müssen, um zu erbrechen, und wie viele Tage sie sich jeder Nahrungsaufnahme enthalten müssen.
Manche bezeichnen diese Art der Nahrungsenthaltung nicht als Fasten, weil zum Fasten der freie Entschluß, die Willensausübung gehört. Ich meine, daß man das Hören auf seine innere Stimme und die daraus resultierende Nahrungskarenz durchaus auch als Fasten bezeichnen darf. Die Frage ist: was

ist „Fasten“, was ist „Teilfasten“? Ist eine Nahrungskarenz von 12 Stunden bereits Fasten oder nur Verdauungsruhe ohne erneute Nahrungsaufnahme? Was ist dann Heilfasten?

Das Heilfasten – ein Weg zu körperlicher und seelischer Gesundheit

Aus dem Vorgesagten geht hervor, daß sich Fasten und Heilfasten nicht streng trennen lassen. Jedes Fasten kann ein Heilfasten sein, muß es aber nicht. Ein Heilfasten dagegen muß ein Fasten, ein Festhalten an Geboten sein, egal ob sie von außen oder von innen kommen.
In dem Wort Heilen steckt inhaltlich, daß etwas wieder in einen ursprünglichen, heilen Zustand zurückgeführt werden soll. Man könnte meinen, jemand habe sich aus seiner Mitte, seiner Harmonie, seiner Ganzheit entfernt und benötige dringend der Umkehr, der Rückkehr, „dem ins Lot kommen“. Es ist also etwas, das sich verändert, das einen bestimmten Anfang hat – den Zustand des Nichtheilseins – und auf ein bestimmtes Ende gerichtet ist – den Zustand des Heils.

Heilfasten aus historischer Sicht

Auch beim Heilfasten gibt es viele Vorläufer: angefangen bei den Griechen Hippokrates und Pythago-

ras, den Römern Caelius Aurelianus, Cornelius Celsius, weiter zu dem in Rom lebenden Griechen Galenos aus Pergamon bis hin zu den Vorschriften im Sachsenspiegel aus dem 13. Jahrhundert mit Hungerkuren und Aderlaß. Erstaunlicherweise wurde der gezielte Aderlaß in unserer Zeit unter anderem von Professor Wendt wieder als natürliches Heilmittel propagiert und mit großem Erfolg praktiziert.
Sowohl bei Buchinger als auch bei Fußgänger wird der von England nach Frankreich emigrierte Arzt, Mönch und Philosoph Roger Bacon (1214 – 1294) zitiert. In seiner Schrift: De retardandis senectutis accidentibus (Wie man die Alterserscheinungen hinausziehen könne), heißt es: „Um der Ausdörrung und der Zersetzung, die das Alter notwendigerweise für die Lebenssäfte mit sich bringt, standzuhalten, muß man sich alle zwei oder drei Jahre einer Selbsterneuerung unterziehen, die in der Entledigung des Körpers von allen seinen verbrauchten Säften durch Diät (Fasten) und Abführmittel besteht.“ (Buchinger) Ein wunderschönes Beispiel von Heilfasten als Prophylaxe, und dabei ist dieses Rezept über 700 Jahre alt!

Die Wiedergeburt des Heilfastens

Was das Fasten und Heilfasten in unserer Zeit anbelangt, so könnte man sagen, daß sie augenblicklich eine Renaissance, eine Wiedergeburt erleben. Hatten es die amerikanischen Ärzte Tanner und Dewey am Ende des letzten Jahrhunderts noch schwer, sich mit ihren Ideen durchzusetzen, so hatte der französische Arzt Guelpa schon mehr Erfolg: seine Fastenkur ist in ganz Frankreich als „cure de Guelpa" bekannt. In Deutschland verbinden sich heute mit dem Begriff „Operation ohne Messer" vor allem die Namen Riedlin, Buchinger sen. und jun., Pfarrer Kaiser, Lützner, Fahrner, Ditschuneit, um nur einige zu nennen.

Die „Ärztegesellschaft Heilfasten und Ernährung", der ich angehöre, versteht unter Fasten den völligen Verzicht auf feste Nahrung. Das heißt nun aber nicht, daß unter den Medizinern Einigkeit über diese Definition herrscht. So gibt es zum Beispiel ein Schleimfasten oder ein mit Eiweiß substituiertes modifiziertes Fasten, das von den Verordnern ebenfalls als Fasten bezeichnet wird.

Der Titel der ersten Auflagen meines Buches hieß „Modifiziertes Heilfasten". Mit diesem Titel zog ich mir den Unmut einiger Ärzte zu, die der Ansicht waren, wenn ich die Menschen bestimmte Nahrungsmittel essen lasse, so könnte ich dies nicht als Fasten, auch nicht als modifiziertes (abgewandeltes) Fasten bezeichnen. Deswegen habe ich den Titel meines Buches jetzt geändert.

Dennoch muß ich sagen, ich komme aus einer anderen Tradition: Für mich *kann* Fasten den völligen Verzicht auf Nahrung beinhalten, es *muß* es aber

nicht. Auch andere Kulturkreise weisen diese begriffliche Erweiterung auf, denn sonst dürften wir den Ramadan nicht als Fastenmonat bezeichnen. Für mich beginnt Fasten bereits beim Verzicht auf bestimmte Nahrungsmittel: zum Beispiel haben wir früher als Kinder in der Fastenzeit auf Süßigkeiten verzichtet und diese bis Ostern gesammelt.
Auch in der christlichen Tradition wurde der Verzicht auf Fleisch und Tierprodukte ins Fastengebot aufgenommen. Manchmal wurde auch allein die Quantität, das heißt die Beschränkung auf nur eine volle Mahlzeit und zwei kleinere Stärkungen am Tage bereits als Fasten bezeichnet. Wir sehen also, daß Fasten sehr unterschiedlich verstanden wurde.

Teilfasten ist keine „Diät"

Fasten im Sinne der Nahrungseinschränkung bedeutet heute für viele schon einen derartig starken Eingriff in ihre bisherigen Eßgewohnheiten, daß es mit dem strengen Fasten gleichzusetzen ist. Mir ist bewußt, daß hierfür häufig der Begriff „Diät" gebraucht wird. Aber da „Diät" heute nicht mehr im griechischen Sinne als eine bestimmte Lebensweise, sondern als Nahrungsbeschränkung mit Kalorienbegrenzung verstanden wird, trifft es für meine Art des Fastens nicht zu. Eher ließe sich der lateinische Begriff der „abstinentia" anwenden.
Damit aber der Weg frei wird für das Wesentliche, nämlich für den Inhalt dieses Buches, verwende ich

für meine Empfehlungen den Begriff des Teilfastens. Daß auch ein Teilfasten zum Heil führen kann, mag jeder an sich selbst erfahren.

Die Vorteile des Teilfastens

Das Teilfasten ist besonders auf die Belange von überernährten, mit Giften belasteten Menschen zugeschnitten, die den Sprung zum strengen Fasten, zum totalen Verzicht auf sämtliche feste Nahrung noch nicht schaffen. Es ist nicht als Charakterschwäche zu verstehen, wenn sich jemand nicht zutraut, über längere Zeit auf feste Nahrung zu verzichten.

Das Teilfasten regt den Organismus zwar zu einem Entschlacken und Entgiften an, vermeidet aber die Intensität der Nebenwirkungen, wie sie beim totalen Fasten eher auftreten können, wenn sich die im Fett- oder Bindegewebe gespeicherten Gifte lösen. Beim Teilfasten können die Gifte langsamer und leichter mit Hilfe der gereinigten Lymphbahnen und der über die Nahrung zugeführten Mineralstoffe über die entsprechenden Ausscheidungsorgane ausgeleitet werden – und dies auf natürliche Weise.

Daß es auch beim Teilfasten zu starken Unpäßlichkeiten kommen kann, ist verständlich. Es kommt eben darauf an, wieviel der Betreffende an unnützem, oft auch schädlichem Ballast mit sich schleppt und ob es ihm gelingt, sich davon zu befreien. Wenn Säuren, Schlacken, Gifte immer nur im Körper kreisen und nicht ausgeschieden werden können, weil es dem Organismus an Wesentlichem fehlt, dann sollte meiner Ansicht nach das strenge Fasten nicht ohne ärztliche Aufsicht durchgeführt werden. Erst wenn die Depots wieder mit Mineralstoffen und Vitaminen gefüllt und abgelagerte Säuren und Schlakken ausgeschieden sind, kann ein Fasten alleine und ohne Hilfe durchgeführt werden. Dann wird das strenge Fasten zu dem, was es verspricht: ein Fasten ohne Hungergefühle, ein Fasten, das zu Ausgeglichenheit und Harmonie führt, das die Einheit von Körper – Seele – Geist Wirklichkeit werden läßt.

Das Teilfasten – die beste Vor- und Nachbereitung des strengen Fastens

Das Teilfasten in dieser Form ist daher auch für diejenigen gedacht, die sich auf das Fasten vorbereiten wollen. Ein Fastender, der zu sehr mit den körperlichen Unpäßlichkeiten zu kämpfen hat, verursacht durch eine zu starke Ver- und Entgiftung des Körpers, wird kaum Ohr und Auge für andere Dimensionen haben. Deswegen kann man sagen, das Teilfasten ist die beste Vorbereitung auf das königliche, strenge Fasten.

Das Teilfasten ist aber ebenfalls sehr gut geeignet, um nach dem strengen Heilfasten die gute Wirkung dieser Neubelebung ausklingen zu lassen, und das „Fasten“ im häuslichen Bereich zu verlängern. Wie oft werden gerade in der Zeit nach dem Fasten die größten Fehler gemacht. Dadurch geht dann die Wirkung des vorherigen Fastens verloren. Es ist einfacher zu fasten, als danach richtig aufzubauen.

Das Teilfasten ermöglicht eine langsame Umstellung der Ernährungsweise

Das Teilfasten ist hervorragend geeignet für alle, die ihre herkömmliche Ernährungs- und Lebensweise ändern und sich und ihren Organismus langsam umstellen wollen. Dadurch, daß jeder einzelne persönlich die Geschwindigkeit, mit der er seinen Körper entschlacken und entgiften will, selbst bestimmen kann, läßt sich das Programm ganz individuell gestalten.

Bin ich gut drauf, nehme ich mir vor, heute einen strengeren Fastentag einzulegen. Fühle ich mich nicht so wohl, kann ich eine schwächere Form auswählen. Steht mir ein Tag mit viel Streß bevor oder eine Einladung oder ein kaltes Büffet am Abend, dann genieße ich das, von dem ich annehme, daß es mir gut tut. Wichtig ist, daß die Zielrichtung stimmt, und ich weiß, wie es die nächsten Tage weitergeht. Beim Teilfasten ist der individuelle Wechsel tagtäglich möglich.

Das Teilfasten berücksichtigt die individuellen Vorlieben und Abneigungen

Das starre, vorgegebene Schema der strengen Fastenkuren erlaubt selten individuelle Variationen, zum Beispiel wenn eine Abneigung gegen Obstsäfte besteht und/oder diese nicht vertragen werden. Das Teilfasten fordert geradezu jeden auf, persönliche Eßwünsche, die der Körper signalisiert, zu berücksichtigen.

Jeder von uns hat seine eigene Krankheitsgeschichte, jeder von uns hat aber auch seine eigene „Gesundheitsgeschichte", das bedeutet was zu essen für den einen nützlich und sinnvoll ist, kann für den anderen kontraindiziert sein, das heißt das genaue Gegenteil hervorrufen. Nur Ihr Organismus weiß letztendlich, was er braucht, wo seine Defizite sind, was er im Augenblick benötigt. Hören Sie wieder auf Ihre innere Stimme!

Das Teilfasten ist besonders für Männer, Frauen und Kinder geeignet, die durch ihre Ernährungsform übersäuert sind. Mit dem Teilfasten können sie den Körper mit den entsprechenden Mineralstoffen wieder ins gesunde Gleichgewicht bringen.

Viele Menschen befinden sich ständig in einer azidotischen Stoffwechsellage, das heißt sie sind ständig sauer. Nicht nur der Wald hat unter einem Zuviel an Säure zu leiden, sondern auch der Mensch. Wenn wir längere Zeit auf jegliche Nahrung verzichten, besteht die Gefahr, daß der Organismus die anfallenden Säuren nicht schnell genug neutralisieren und hinausbefördern kann. Deswegen werden beim strengen Fasten unter anderem basische Getränke verabreicht. Das Teilfasten bringt diese Basen in fester Form durch Obst und Gemüse.

Die Gesundheit fördern durch Teilfasten: tageweise, wochenweise, monatsweise

Das Teilfasten ist ebenfalls sehr gut geeignet, um in Intervallen immer wieder etwas für die Gesundheit zu tun: tageweise, wochenweise, monatsweise. So können „Ernährungssünden" ganz schnell wieder korrigiert werden. Das geht aber nur, wenn der Organismus schon gereinigt und von daher reaktionsfähig ist.

Aber das Teilfasten ist nicht dazu gedacht, um ständig als Notbremse für Ernährungsfehler eingesetzt zu werden. Laut dem Guinness-Buch der Rekorde von 1986, darf sich der Schweizer Gastronomie-Fachjournalist Oskar Kunz als amtlich registrierter Weltmeister im Abnehmen bezeichnen. Er macht seit 40 Jahren regelmäßig Abnahmekuren, die mal länger, mal kürzer dauern – je nach angefutterter Fettsubstanz. So hat er es in 23 Jahren auf 1057 Fastentage gebracht, in denen er 520 Kilogramm abgenommen hat. Darüber hat er eine eigene Methode entwickelt, die er auch in einem Buch festgehalten hat (Deziar, „Ihre schlanke Zukunft").

Mir drängen sich bei dieser Art des Fastens, je nach Fettsubstanz, immer zwangsläufig Parallelen zum Verhalten der Tiere auf. Im Sommer und Herbst, wenn der Tisch in der Natur besonders reich gedeckt ist, fressen sie sich einen Winterspeck an, um davon in der nahrungsärmeren Zeit zu zehren. In der Wissenschaft hat man festgestellt, daß sich die Zusammensetzung dieser Fettmassen, ja selbst ihre Farbe von dem Normalfett unterscheidet. Man spricht von braunem und weißem Fett.

Dieses „Fasten je nach Fettsubstanz" wird sicher von vielen praktiziert und von manchen Showgrößen zur Nachahmung empfohlen. Aber das ist nicht mein Ziel, und dazu ist das Teilfasten nicht gedacht. Das soll nicht heißen, daß ich für Übergewichtige kein Verständnis habe, im Gegenteil. Ich habe mich jahrelang mit diesem Problem beschäftigt und darüber im Selbstverlag ein Buch veröffentlicht: „Alternatives Abnehmen – aber mit Vernunft". Darin empfehle ich ein Abnehmen unter gleichzeitiger Umstellung auf Vollwertkost. Das Buch ist vergriffen und wird von mir auch nicht mehr aufgelegt.

Teilfasten – ein wirksamer Weg zum individuellen „Wohlfühlgewicht"

Das Teilfasten ist eine Weiterentwicklung. Ich habe einsehen müssen, daß allein durch eine Umstellung auf Vollwertkost das Problem des Übergewichtes nicht bei allen Menschen zu lösen ist. Und mir geht

es darum, den Menschen zu helfen, die unter ihrem Übergewicht leiden, körperlich und seelisch leiden; die sich bemühen, von ihrem Gewicht runterzukommen, ihr Aussehen zu verbessern, es aber trotz oder wegen der vielen Diäten nicht schaffen.
Viele Dicke fühlen sich in ihrer Haut wohl, nach dem Motto: Wir sind rund, na und? Diese Menschen will ich nicht bekehren, nicht verunsichern, ihnen kein Schönheitsideal aufzwingen, ihnen nichts überstülpen, was sie innerlich nicht mittragen.
Mir geht es um die „Übergewichtigen", die mit ihrem Aussehen, ihrer Körperform, ihrem Gesundheitszustand nicht zufrieden sind. Häufig besteht bei diesen Menschen eigentlich gar kein Übergewicht im herkömmlichen Sinne. Aber sie spüren ein „Ungleichgewicht" in ihrem Körper, eine Disharmonie. Sie probieren viele Diäten aus und nehmen doch immer wieder zu. Nicht nur wegen des sogenannten Jo-Jo-Effektes, sondern weil sie die Selbstbeobachtung nicht gelernt haben und ihnen wesentliche Zusammenhänge zwischen Ernährung und eigener Körperreaktion nicht bekannt sind.
Last but not least ist das Teilfasten eine optimale „Anti-Pilz"-Ernährung, die durch das Weglassen von schnell resorbierbaren oder gärungsfreudigen Kohlenhydraten den Pilzen keine neue Nahrung bietet.
Mein Anliegen mit diesem Buch ist es, bestimmte Zusammenhänge, wie sie sich meiner Ansicht nach

logisch ergeben, leicht verständlich wiederzugeben. Mein Wunsch und meine Hoffnung sind es, daß sich daraus bei den Leserinnen und Lesern Einsichten und Erkenntnisse ergeben, welche zu praktischen Schlußfolgerungen, aber auch zum Überdenken der bisherigen Lebensweise führen.
Es ist gerade in unserer Zeit des Überangebotes ungeheuer schwer, die Ernährungsweise von heute auf morgen zu ändern. Ich sehe im Teilfasten einen Weg, sich langsam an eine neue und gesunde Ernährungsform heranzuarbeiten und dem Körper genügend Zeit zu lassen, sich darauf einzustellen.

Maßnahmen, die dabei hilfreich sein können, sind vor allem:

- **Einsichten in den medizinischen Hintergrund gewinnen**
- **Das Teilfasten für eine bestimmte Zeit praktizieren**
- **Sich längere Zeit mit basischer Kost ernähren**
- **Die Eßgewohnheiten insgesamt ändern**
- **Den Instinkt und die natürliche Lebensweise wiederentdecken**
- **Die Gesundheit und die Lebensqualität verbessern.**

Deswegen habe ich auf den folgenden Seiten auch eine relativ lange Abhandlung über den medizinischen Hintergrund zusammengestellt, wie er sich mir augenblicklich darstellt. Vielleicht werden mir einige nicht folgen können, weil in der Schulmedizin teilweise andere Auffassungen bestehen. Ich habe keine Ausbildung als Ärztin, jedoch als Heilpraktikerin und Azidosetherapeutin. Vielleicht war es für mich gut, kein traditionelles Medizinstudium zu haben, denn auf diese Weise konnte ich unvoreingenommen an das Thema herangehen und offen für die verschiedensten Denkanstöße sein.

Aus diesem Grunde bin ich selbst auch sehr dankbar für Hilfen und Anregungen. In diesem Sinne möchte ich zwei Menschen besonders danken: Dr. Max Otto Bruker bildete mich zur Gesundheitsberaterin aus und lehrte mich, nicht allein nur die Symptome zu betrachten, sondern auch nach den Ursachen zu fragen. Leider konnte er meine Zweifel an der bisherigen Auffassung zum „Säure-Basen-Haushalt" nicht teilen.

Auf dem UGB-Kongreß 1991 zum „Säure-Basen-Haushalt" wurde ich ganz besonders durch die Ausführungen von Dr. Renate Collier in meinen Ansichten bestärkt. Später durfte ich von ihr, der erfahrenen Mayr- und Naturheilärztin, viele wertvolle Erkenntnisse und Anregungen erhalten und zur Therapeutin ausgebildet werden. Dr. Collier war es, die mich hinwies auf die Frühsymptome der Übersäuerung nach Batt und den Zusammenhang zwischen Obstverzehr und azidotischem Rücken. Sie war es auch, die mir die Notwendigkeit der Darmsanierung bei Kranken zum obersten Gebot machte und die aufgrund ihrer jahrzehntelangen Erfahrung ein Programm zur Selbstmassage bei Übersäuerung erarbeitet hat. Vieles von dem, was ich bei ihr lernen konnte, ist in die Überarbeitung dieses Buches eingegangen und wird noch ausführlicher in meinem nächsten Buch „Sind Sie sauer?“ zu lesen sein.

Zusammenfassung

- **Teilfasten ist besonders auf die Belange von überernährten, mit Giften belasteten Menschen zugeschnitten.**
- **Teilfasten ist die beste Vorbereitung auf das strenge Fasten.**
- **Teilfasten ist sehr gut geeignet, nach dem strengen Heilfasten das „Fasten“ im häuslichen Bereich mit Erfolg weiterzuführen.**
- **Teilfasten ermöglicht eine langsame Umstellung der herkömmlichen Ernährungs- und Lebensweise.**
- **Teilfasten berücksichtigt die individuellen Vorlieben und Abneigungen in Ernährungsfragen.**
- **Teilfasten ist besonders geeignet für Menschen, die durch ihre Ernährung übersäuert sind. Durch das Teilfasten und mit den entsprechenden Mineralstoffen wird der Organismus wieder in das gesunde Gleichgewicht gebracht.**
- **Teilfasten ist ein Weg, sich langsam an eine neue und gesunde Ernährungsform heranzuarbeiten und dem Körper genügend Zeit zu lassen, sich darauf einzustellen.**
- **Teilfasten führt zu Ausgeglichenheit und Harmonie und läßt die Einheit von Körper – Seele – Geist Wirklichkeit werden.**

Der medizinische Hintergrund

Ernährungsbedingte Krankheiten

Durch das naturwissenschaftlich geprägte Denken der Medizin im letzten Jahrhundert hat sich die Meinung festgesetzt, wir könnten unsere Nahrungszufuhr einfach durch eine Berechnung dessen, was für den Auf- und Abbau der Zellen, für die Energieleistung und die Wärmeerzeugung, kurz was also zur Aufrechterhaltung der menschlichen Grundfunktionen notwendig ist, in Kalorien und Wärmeeinheiten berechnen und als Tabellen aufstellen. Sie können noch heute nachlesen, wie viele Vitamine, Mineralstoffe, Proteine, Kohlenhydrate, Fette oder Spurenelemente der Mensch je nach Lebenslage braucht. Dabei wurde völlig außer acht gelassen, daß es neben der Quantität (der Menge) auch eine Qualität (Güte) der Nahrungsmittel gibt. (Siehe dazu auch das interessante Buch von Udo Pollmer: „Prost Mahlzeit! Krank durch gesunde Ernährung", 1994)

Natürliche Lebensmittel geben Leben weiter

Es ist heute üblich, von natürlichen und denaturierten Lebensmitteln zu sprechen. Schon Ragnar Berg, und vor ihm wohl auch manch anderer Wissenschaftler, stellte die Frage nach der biologischen

Wertigkeit von Nahrungsmitteln, was bedeutet: Wie wird das, was wir zu uns nehmen, vom Körper aufgenommen und verwertet. Für Ragnar Berg war klar, daß wir nur einen Teil der Nahrungszufuhr benötigen, wenn wir sie unverändert, möglichst natürlich, zu uns nehmen. Besonders der Ernährungswissenschaftler Professor Werner Kollath vertiefte diese Frage und stellte seine berühmte „Kollath-Tabelle" auf, bei der er zwischen Lebensmitteln und Nahrungsmitteln unterscheidet.

Lebensmittel sind nicht durch Hitze, Fabrikation, Konservierung, Extraktion oder andere Verfahren beeinflußt und wurden somit nicht zu Nahrungsmitteln denaturiert. In Lebensmitteln steckt Leben, Vitalität, und sie geben Leben weiter. Daß Lebensmittel wirklich „leben", merken wir daran, daß sie sich verändern können. So können Fette ranzig werden, Gemüse oder Milch können säuern, Obst und Gemüse können durch lange Lagerung an Aussehen, Geschmack und Qualität verlieren, um nur einige Beispiele zu nennen.

Da in unserem modernen Industriezeitalter so ein Verlust aber immer mit finanziellen Einbußen verbunden ist, wurden sehr bald Methoden entwickelt, diesem „Verderb" Einhalt zu gebieten. Es wird konserviert, pasteurisiert, sterilisiert, fraktioniert. Methoden also, die jeder Verbraucher bisher relativ leicht erkennen und nachprüfen konnte. Auch schützten uns Gesetze, die eine Deklarationspflicht erließen.

Leider gibt es heute aber zusätzlich die Bestrahlung, eine Methode, der wir völlig ausgeliefert sind: Wir können den so behandelten Lebensmitteln diesen ungeheuren Eingriff nicht mehr ansehen. Und auch beim Essen bemerken wir höchstens, daß der Geschmack recht fade ist, woran jetzt aber auch schon wieder manipuliert wird. Zudem haben diese Nahrungsmittel eine unnatürlich lange Haltbarkeit, und der natürliche Reife-, Alterungs- oder Zersetzungsprozeß findet nicht mehr statt.
Ein völlig neues Zeitalter scheint angebrochen mit den genmanipulierten Lebensmitteln. Sie sind zwar einerseits lebendig, vital, natürlich, aber wir wissen nicht, wie unser Organismus darauf reagiert, heute und jetzt oder in zwanzig Jahren oder in zwei Generationen. Ich fühle mich bei dem Gedanken an genveränderte Lebensmittel – im Gegensatz zu den Empfehlungen der EU-Kommission – an Goethes „Zauberlehrling" erinnert: „Herr, die Not ist groß! Die ich rief, die Geister, werd' ich nun nicht los."

„Zivilisationskost" verursacht viele Krankheiten

Wir brauchen uns also nicht zu wundern, wenn viele Menschen ständig gesundheitliche Probleme haben! Es ist nicht egal, was wir essen. Es ist erwiesen, daß die heute übliche Zivilisationskost bestimmte Zivilisationskrankheiten verursacht beziehungsweise mitverantwortet. Während die Gicht schon immer als ernährungsbedingt angesehen wurde, hat es

Jahrzehnte gedauert, bis der Zusammenhang zwischen Karies und Zuckerverzehr anerkannt wurde. Nur wenige kennen den Zusammenhang zwischen Ernährung und den verschiedensten Krankheiten wie zum Beispiel:

- Schwindel, Kopfschmerzen, Migräne, Konzentrationsmangel, Vergeßlichkeit
- Depressionen, Schizophrenie, Epilepsie
- Haarausfall, Haarspliss, Zellulitis
- Hörsturz, Tinnitus, Karies, Parodontose, Trokkenheit in Mund/Augen/Scheide
- Allergien, Ekzeme, Neurodermitis,
- Stoffwechselstörungen, Altersdiabetes, Übergewicht
- Infektanfälligkeit, ziehende Nervenschmerzen, Ausfluß
- Sodbrennen, Darmstörungen, Durchfall, Verstopfung
- Rückenschmerzen, Rheuma, Gicht, Gelosen
- Gallen-, Nieren- und Blasensteine, Bluthochdruck
- Durchblutungsstörungen, Arteriosklerose, Angina pectoris, Herz- und Hirninfarkt
- Krebs und Aids.

Diese Aufstellung ist sicher noch nicht vollständig!

Vegetarier leben gesünder und länger

In Studien, die sich mit einem Vergleich der Eßgewohnheiten und der Gesundheit von Vegetariern und Nichtvegetariern beschäftigen, wird immer wieder festgestellt, daß Vegetarier gesünder und länger leben. Allerdings muß man dazu sagen, daß es einen großen Unterschied auch unter den Vegetariern gibt. Da gibt es zum einen die „Veganer", das sind Menschen, die sich nur von Pflanzlichem ernähren, die alles, was von Tieren stammt, ablehnen, auch den Honig. Vegetarier hingegen lehnen zwar den Verzehr von warm- oder kaltblütigen Tieren ab, aber nicht deren Produkte wie Eier oder Milch. Sie werden auch als Ovo-Lacto-Vegetarier bezeichnet. Die Lacto-Vegetarier lassen ovo, das Ei, weg und bleiben bei Milch und deren Produkten.

Es scheint, als ob das Tiereiweiß eine andere Wirkung im menschlichen Stoffwechsel hat, als das Pflanzeneiweiß. Vor Jahren wurde in Berlin, Heidelberg und Gießen eine Studie über den Gesundheitszustand von Vegetariern durchgeführt. Da Vegetarier im allgemeinen weniger rauchen und wenig Alkohol trinken, sich meist auch körperlich mehr betätigen, war es voraussehbar, daß sie weniger Risikofaktoren hatten, idealgewichtiger waren und weniger ernährungsbedingte Krankheiten aufwiesen.

Selbst Veganern mußte zugestanden werden, daß sie bei einer ausgewogenen Zusammenstellung ihrer Ernährung keinerlei Mangelzustände hatten. Sogar beim Veganer, der auf Milch und Milchprodukte verzichtet, war genügend Kalzium im Organismus vorhanden. Schade, daß dies jenen Personen zu wenig bekannt ist, die uns immer wieder einreden wollen, daß wir unbedingt Milch zur Verhütung von Osteoporose zu uns nehmen müssen. Leider wird zu häufig verschwiegen, daß wir wahrscheinlich weniger Kalzium benötigen würden, wenn wir auf Tiereiweiß verzichten würden, dafür aber genügend Kalzium finden in Pflanzen wie Sesam, Brennessel, Grünkohl, Fenchel, Kresse, Petersilie, Schnittlauch, Wildkräutern, Nüssen und Mandeln.

Zusammenfassung

- **Nicht die Quantität der Nahrungsmittel ist entscheidend für unsere Gesundheit, sondern deren Qualität.**
- **Biologisch wertvolle, „lebendige" Nahrung darf nicht durch Hitze, Fabrikation, Konservierung, Extraktion oder andere Verfahren beeinflußt werden.**
- **„Zivilisationskost" ist nicht nur wertlos, sondern auch schädlich für unsere Gesundheit.**
- **Pflanzeneiweiß ist bekömmlicher und gesünder als Tiereiweiß.**

Die Eiweiß-Speicherung

Bis vor wenigen Jahren bestand die allgemeine medizinische Überzeugung, daß nur Fette und Kohlenhydrate im menschlichen Organismus gespeichert werden können. Mit den Erkenntnissen von Professor Lothar Wendt, der in seiner langen ärztlichen und wissenschaftlichen Arbeit bewies, daß auch Eiweiß im Körper gespeichert werden kann, kam ein völliges Umdenken im Bereich der Alternativ-Medizin. Leider ist diese Theorie in der Schulmedizin bis heute umstritten.

Krank durch Überernährung mit denaturiertem Tiereiweiß

Wendt führt eine ganze Anzahl von ernährungsbedingten Krankheiten auf eine Überernährung mit Tiereiweiß zurück. Seiner Ansicht nach kann im subkutanen Bindegewebe ein Nährstoffüberschuß gespeichert werden, in den Fettzellen das Zuviel an Fetten und Kohlenhydraten, im Kollagen überschüssiges Eiweiß. Der Körper hat die Möglichkeit, diese Nährstoffspeicher bei Hunger abzurufen. Bleibt das Eiweiß auf die Speicherung im Bindegewebe beschränkt, ist der Mensch zwar gut ernährt, vielleicht auch dick wegen der Fett- und Wasseransammlung, aber nicht krank.

Werden aber durch eine ständige weiterfolgende Überernährung mit vor allem denaturiertem (erhitztem) Eiweiß die Speicher nicht entleert, und gelingt es dem Organismus nicht, das überflüssige Eiweiß trotz maximaler Harnstoffausscheidung auszuleiten, so kommt es zum Nährstoffstau sowohl im Blut als auch im Bindegewebe.

Merkmale für eine Eiweißüberernährung

Lothar Wendt gibt dafür einige Parameter, das heißt meßbare Größen oder Merkmale an, die eine exakte Bestimmung der Eiweißüberernährung ergeben:

Die Blutverdickung, die wiederum zur **Veränderung der Viskosität** (eigentlich innere Reibung, frei übersetzt auch als Fließgeschwindigkeit) führt. Dies wiederum verursacht: **Erhöhung des Hämatokrits** (das ist ein Sammelbegriff für den Anteil der zellulären Bestandteile im Gesamtblut) und somit **eine Beeinträchtigung der Mikrozirkulation**.

Besonders gefährlich ist die Beeinträchtigung der Mikrozirkulation. Für Lothar Wendt bedeutet dies in der Folge, daß ein Stau in der Blutbahn entsteht, der Stau zur Speicherung reizt und die Zellen der Gefäßinnenwände die Eiweiße aus dem Blut auf der Kapillarwand, den Basalmembranen, speichern.

Wir unterscheiden im menschlichen Organismus einmal die Makrozirkulation, das ist das Herzkreislaufsystem, und die Mikrozirkulation. Ralph Bircher gibt dafür folgende Definition:

„Die Austauschfunktionen zwischen dem Blut und dem Gewebe kennzeichnen die Mikrozirkulation, zu der wir deshalb nicht nur die feinsten Blutgefäße von den Arteriolen über die Kapillaren bis zu den Venolen rechnen, sondern auch das umgebende perivasale Bindegewebe, das zu den Parenchym-Zellen als den wichtigsten Zielzellen der Gewebe führt (Transitstrecke). Die Mikrozirkulation vermittelt den Austausch der Blutgase Sauerstoff und Kohlendioxyd, wobei das Fließverhalten der roten Blutkörperchen die entscheidende Größe ist, die wir mit den Methoden der Haemorheologie (der Lehre von den Fließeigenschaften des Blutes) in den letzten Jahren zu erfassen gelernt haben." Mit einfachen Worten: hierbei geht es um die Ernährung der kleinsten Bausteine unseres Organismus, der Zellen.

Lymphstau durch Überernährung mit denaturiertem Tiereiweiß

Bircher erweitert diesen Begriff noch, indem er sagt, daß im weitesten Sinne neben diesen Bestandteilen auch noch die Lymphkapillaren dazugehören, die für den Abtransport von hochmolekularen Stoffen, unter anderem eben von Eiweißmolekülen, aus dem Bindegewebe zuständig sind.

Daraus schließe ich, daß sich aus einer Überernährung mit denaturiertem Tiereiweiß, das nicht genügend ausgeschieden wird, nicht nur ein Eiweißspeicher, sondern auch ein Lymphstau ergeben kann.

Der Lymphstau

Unter Lymphe verstehen wir eine klare, manchmal weißliche Körperflüssigkeit, die in Gefäßen parallel zu den Venen und Arterien läuft, bis zu jeder Zelle. Das Umfeld der Zelle müssen wir uns wie einen Sumpf vorstellen, in den die Arterien die Nährstoffe über das Blut bringen, aus dem die Venen die Abfallprodukte hinwegschaffen und die Lymphbahn die zu entgiftende Lymphflüssigkeit aufnimmt. Während bei den alten griechischen Ärzten das Lymphsammelbecken im Darm, das Chylusgefäß, schon bekannt war, und im 17. Jahrhundert wichtige Forschungsergebnisse den „Milchbrustgang", den „ductus thoracicus", gefunden hatten, dauerte es doch bis in unser Jahrhundert, bis es zur Lymphologie, der Lehre von der Lymphe und den Gewebeflüssigkeiten, kam.

Wir dürfen uns die Körperflüssigkeit nicht in geschlossenen Räumen vorstellen, sondern die verschiedenen Flüssigkeiten befinden sich in ständiger Bewegung, nicht nur innerhalb ihres Transportsystems, sondern auch untereinander.

Auf dem Gebiet der Lymphe hat Dr. med. Helmut Weiß interessante Erkenntnisse aus seiner langen medizinischen Tätigkeit in dem Buch „Kranker Darm – kranker Körper" veröffentlicht. Für ihn besteht ein logischer Zusammenhang zwischen einer Überernährung und dem dadurch verursachten Rückstau in der Pfortader.

Die Pfortader führt das Blut mit den angereicherten Nährstoffen aus dem Darm in die Leber. Für Weiß sind demzufolge typische Zeichen der Überernährung die Stauungen in den Hämorrhoiden. Ist der Pfortaderabfluß gestaut infolge einer Leberschädigung, so kommt es zu sogenannten Umgehungen, Kollateralen, die sich in der Speiseröhre als Ösophagusvarizen oder auf der Bauchdecke als Medusenhaupt manifestieren können.

Im Lymphsystem werden Abfallstoffe entgiftet, gereinigt und abtransportiert

Was mich aber in diesem Buch von Dr. Weiß am meisten fasziniert hat, waren seine Ausführungen über den Lymphstau und den Milchbrustgang. Weiß vergleicht das Lymphsystem mit der Kanalisation: Abfallstoffe (lymphpflichtige Substanzen) werden abtransportiert und in der Kläranlage – den Lymphknoten – aufbereitet, aufgeschlossen, entgiftet und gereinigt. Anschließend wird die Flüssigkeit abtransportiert, zum Bach oder Fluß – im menschlichen Körper: zum venösen Blut. Müssen zu viele Abfallstoffe abtransportiert werden, kommt es zuerst zu einem Stau in den Lymphknoten. Lymphknoten sind Filterstationen in den Lymphbahnen. Man schätzt, daß wir etwa 600 Lymphknoten haben. Davon befindet sich ein Zentrum im Hals/Kopf-Bereich, haben wir hier doch die meisten Körperöffnungen und damit auch Infektionsmöglichkeiten.

Das zweite Zentrum der Lymphknoten liegt im Darmbereich, gilt es doch hier zum einen die mehrfach ungesättigten Fettsäuren aufzunehmen und über den Milchbrustgang zu „entgiften", zum anderen ist der Darm die Schaltstelle zwischen Nahrungsaufnahme und Ausscheidung. Auch hier ist das Lymphsystem stark gefordert.
Eine Lymphknotenschwellung dürfte uns allgemein bekannt sein von Verletzungen und Entzündungen. So kann sich zum Beispiel bei einer Verletzung am kleinen Zeh ein rötlicher Streifen am Bein bilden und der Lymphknoten der Leistenbeuge anschwellen. Bekannt sind auch die Lymphknotenschwellungen der Achselhöhle bei Krebserkrankungen der Brust. Daher werden Frauen angeleitet, sich zur Vorsorge von Brustkrebs regelmäßig die Lymphknoten in den Achselhöhlen abzutasten.

Wenn die Lymphknoten mit der Arbeit nicht nachkommen, entsteht ein Lymphstau

Ein Lymphstau aufgrund eines zu großen Nahrungsangebotes oder Nährstoffstaus ist allerdings weniger bekannt. Wenn zum Beispiel das Angebot zu groß wird und die Lymphknoten mit der Arbeit nicht nachkommen, wird die Lymphe gestaut, das heißt es kommt zu Vergrößerungen, Erweiterungen und zu Gewichtszunahmen im ganzen Körper, vor allem aber – nach Weiß – in folgenden Bereichen:
- Lymphstau in den Kniekehlen mit geschwollenen Beinen, dicken Unterschenkeln

- Lymphstau in den Leistenbeugen mit Myomen der Gebärmutter und Prostatavergrößerungen
- Lymphstau im Darmlymphsystem mit Abwehrschwäche, Infektanfälligkeit, Störungen des Immunsystems, Organerkrankungen, Rückenschmerzen
- Lymphstau im Milchbrustgang und unter den Achseln mit Emphysem, chronischer Bronchitis und Zystenbrust
- Lymphstau am Hals mit sämtlichen Krankheiten im Hals-Nasen-Ohren-Bereich.

Lymphstau durch Milchallergie

Ergänzen möchte ich in diesem Zusammenhang auch den Lymphstau der Milchallergiker, der sich ähnlich äußert. Wie oft habe ich mich schon geärgert über beispielsweise verquollene Augen oder dicke Knie an mir, ohne mir über den Zusammenhang zwischen Lymphe und Stauung klar zu sein. Ich hatte immer gedacht, daß es eine Wasseransammlung sei aufgrund salzhaltiger Kost. Nun wird natürlich in eiweißreicher Nahrung auch oft viel Salz zum Konservieren verwendet, weshalb dieser Trugschluß nahelag. Heute weiß ich, daß ich klare Augen, geformte Knie, schlanke Oberschenkel und Finger nur durch eine Reduzierung des Eiweißes, besonders des Milcheiweißes in der Ernährung, durch einen völligen Verzicht auf Milchprodukte und durch die Wiederherstellung eines leistungsfähigen, gesunden Darmes erzielen kann.

Lymphstaus im Darmbereich können Rückenschmerzen verursachen

Ein Lymphstau besonderer Art ist nach Dr. Weiß das kollaterale Ödem, das er als Radixödem bezeichnet, weil es im Wurzelbereich des Gekröses, des radix mesenterii, auftritt. Wir können das so verstehen, daß unser Dünndarm vom Peritoneum, dem Bauchfell, gehalten wird. Es bildet sich ein Doppelblatt, mehrere dieser Doppelblätter laufen im Gekröse zusammen, das an der Wirbelsäule angewachsen ist. Kommt es nun zu Stauungen in diesem Bereich, hat das nicht nur Folgen für die Gesundheit des Darmes, sondern auch für den Rükken. Denn durch das Gewicht kann es zu einer Verschiebung der Wirbelkörper kommen.

Verspannungen, Verkrampfungen und Bandscheibenvorfälle im Lumbalbereich werden oft nur symptomatisch behandelt. Ein Zusammenhang mit Ernährung, Lymphstau oder Darmgesundheit wird häufig nicht gesehen. Patienten sind Jahrzehnte auf ein „unheilbares Leiden“ fixiert, werden zu Körperschulung und Rückengymnastik geschickt, vielleicht sogar umgeschult, ohne daß die Ursachen behandelt werden.

Ähnliche Stauungen gibt es auch vor allem bei Kindern im Hals-Bereich, bei Frauen im Mamma-Bereich und bei Männern an der Prostata.

Übergewicht durch Eiweißüberfütterung und Lymphstau

Mir persönlich ist die Schwellung des Gekröses, das heißt das Radixödem sehr einsichtig. Vor allem Männer leiden immer mehr an Bäuchen, die weit über den Hosenbund hinaus quellen und vom Hosengürtel kaum noch zu halten sind (eine gute Charakterisierung gibt Erich Rauch in seinem Buch: „Die Darmreinigung").
Es ist erschreckend, wie die Zahl der „Großtrommelträger" zunimmt und die Betreffenden oft nicht wissen, womit das zusammenhängt. Früher wurden diese Bäuche gerne als Bierbäuche bezeichnet und mit mehr oder weniger Vergnügen gezeigt. Heute gibt es aber auch genügend junge Männer, ja Kinder, die absolut nicht glücklich über diese Deformation sind. Sie wissen eben auch nicht, daß dies auf eine Eiweißüberfütterung beziehungsweise einen Lymphstau zurückgeführt werden kann.

Muß auch die Milch „entgiftet" werden?

Sehr zum Nachdenken hat mich eine Bemerkung von Helmut Weiß in seinem zitierten Buch angeregt. Er schreibt, daß über den Milchbrustgang, den ductus thoracicus, sowohl langkettige Fette – das war mir schon bekannt – als auch die Milch erst einmal „entgiftet" werden müssen, bevor sie dem Organismus über die Venen zugeführt werden. Ist die Milch

für den menschlichen Organismus so schlecht verträglich, daß sie erst entgiftet werden muß? Handelt es sich dabei nur um artfremde Milch, wie etwa Kuh- oder Ziegenmilch oder auch um arteigene? Leider kann ich den Autor nicht mehr fragen, da er vor einigen Jahren gestorben ist.
Die notwendige „Entgiftung" des artfremden Eiweißes über den Milchbrustgang würde sehr gut in das Bild neuerer Erkenntnisse über Allergien passen, nämlich daß Allergiker auf Tiereiweiß, speziell auf artfremde Milch, verzichten müssen (siehe hierzu auch das Buch von Dr. Bruker: „Erkältungen müssen nicht sein").

Bewegung fördert einen guten Lymphabfluß

Leider mußte Dr. Weiß eingestehen, daß die therapeutischen Maßnahmen, das Lymphsystem zu regenerieren, noch sehr gering sind. Geht man davon aus, daß das größte lymphatische Zentrum der Darm ist, so liegt nahe, daß mit einem gesunden Darm alles steht und fällt.
Daneben, so meine ich, sollten wir uns bemühen, die Lymphflüssigkeit in Bewegung zu halten. Während das Blut mit jedem Herzschlag in den Arterien und Venen vorwärtsgeschoben wird, ist das Lymphsystem weitgehend auf die Zusammenziehung der umliegenden Muskeln angewiesen. Natürlich wirken sich schon leichte „Schallwellen" der oft parallel verlaufenden Arterien und Venen oder die

Kontraktion der Atmungsmuskulatur transportfördernd aus. Den stärksten Reiz aber stellen die Kontraktionen der Skelettmuskeln dar. Deswegen ist Bewegung der beste Motor für einen guten Abfluß der Lymphe. Zu empfehlen sind: Trampolinspringen, Radfahren, Wandern, kurz jede Bewegung der unteren Extremitäten.

Auch die Bauchatmung, wie sie auf S. 171 beschrieben wird, ist von sehr großer Hilfe. Wenn dann noch Wärme dazukommt, zum Beispiel in Form einer Wärmflasche, so verstärkt sich die Wirkung.

Eine ganz einfache Übung, die Lymphe anzuregen, besteht darin, die Schwimmhäute zwischen den Fingern, ja besser noch zwischen den Zehen zu massieren. An den Fingern spielen kann man überall. Die Füße sollte man sich für den häuslichen Bereich vorbehalten; es ist aber eine gute Beschäftigung beim Fernsehen. Bei der Beinselbstmassage, wie sie später beschrieben wird, ist der Schwimmhäutegriff der einzige, der gegen den Lymphstrom gerichtet ist.

Das Lymphsystem ist wichtig für die gesamte Abwehr des Organismus

Noch vor Jahren wurden Lymphdrainagen, eine spezielle Massageart, von den Krankenkassen nicht anerkannt. Heute weiß man, daß das Lymphsystem eine bedeutende Rolle in der gesamten Abwehr des menschlichen Organismus leistet. Wird doch die wässrige Lymphe, die in ihrer Zusammensetzung dem Blutplasma gleicht, auf ihrem Weg von den Zellen bis zum Einfluß in die oberen Venen hinter den Schlüsselbeinen in mehreren hundert Lymphknoten entgiftet und gereinigt. Deswegen finden wir auch die höchste Lymphknotendichte in den beiden Körperregionen, die für Infektionen am anfälligsten sind: im Kopf mit seinen vielen Körperöffnungen und im Darm als Schranke zwischen Nahrungsaufnahme und -ausscheidung. Da unser Darm nicht nur eine zentrale Funktion bei der Abwehr, sondern überhaupt im menschlichen Organismus hat, soll im folgenden Kapitel speziell auf ihn eingegangen werden.

Zusammenfassung

- **Das Lymphsystem spielt eine bedeutende Rolle in der gesamten Abwehr des Organismus.**
- **Müssen zu viele Abfallstoffe abtransportiert werden, kommt es zu einem Lymphstau.**
- **Der Lymphstau führt zu Gewichtszunahmen im ganzen Körper.**
- **Ein Lymphstau im Darmlymphsystem verursacht Abwehrschwäche, Infektanfälligkeit, Störung des Immunsystems.**
- **Allergiker sollten auf Tiereiweiß, speziell auf Milchprodukte verzichten.**

Der Darm

Dem russischen Arzt Metschnikoff wird der Ausspruch „Der Tod sitzt im Darm“ zugeordnet. Wolfgang Spiller betitelt sein neuestes Buch „Der Darm – Wurzel der Lebenskraft“. Ob Tod oder Leben, in beiden Aussagen steckt die Erkenntnis, daß wir uns nur gesund fühlen können, wenn der Darm gesund ist. Doch was ist ein gesunder Darm und wie können wir das erkennen?

So wie der Mensch von außen mit einer Haut umgeben ist, die ihn umhüllt, schützt, abgrenzt und dennoch Kontakt mit der Umwelt aufnimmt, so ist er von innen mit der Schleimhaut umhüllt, geschützt, abgegrenzt und doch in ständigem Kontakt mit dem, was daran vorbeifließt. Am Mund und am After haben wir die Übergänge von außen nach innen. So ist es auch nicht verwunderlich, daß diese beiden Nahtstellen von vielen als erste Diagnosemöglichkeiten gesehen werden, um etwas über den gesundheitlichen Zustand der Innenhaut auszusagen.

Ich habe bereits Helmut Weiß zitiert, der den Zusammenhang zwischen Hämorrhoiden und Pfortaderstau aufzeigt. Antlitzdiagnostiker wiederum können aus der Beschaffenheit der Lippen Aussagen über die Leber, die Bauchspeicheldrüse oder den Darm machen. Die bei den Chinesen gängige Zungendiagnose ist bei uns immer mehr dem Ver-

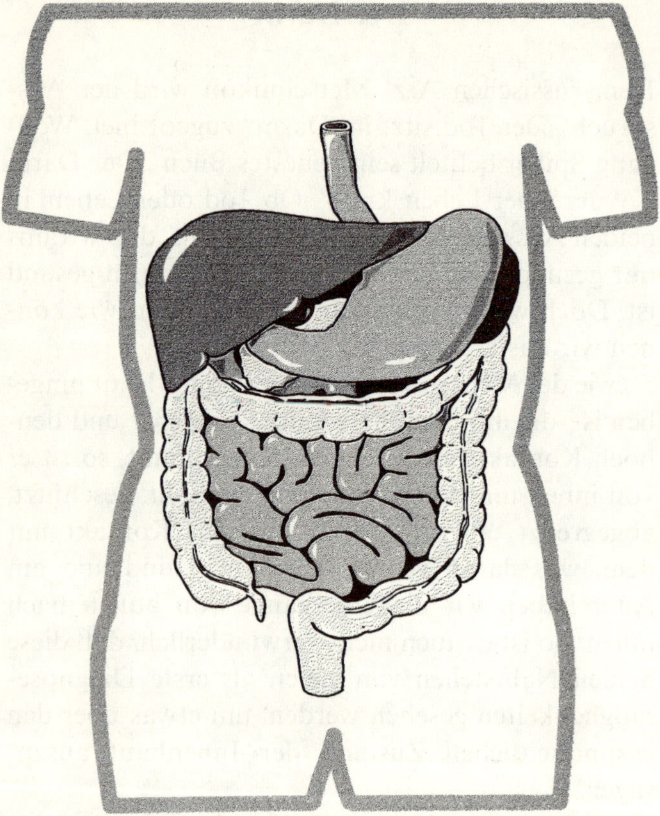

Das Verdauungssystem des Menschen mit Leber, Bauchspeicheldrüse, Dünn- und Dickdarm

trauen der Mediziner in Laborwerte gewichen – in Laborwerte, deren Normwerte sich an der „Normalität“, das heißt an dem Zustand der Masse orientieren, was nicht unbedingt Gesundheit bedeutet.

Darmdiagnostik an Hand der Form des Bauches

Einer der größten „Darmdiagnostiker“ war zweifellos der österreichische Arzt Franz Xaver Mayr, der Begründer der nach ihm benannten Diagnostik und Schule. Einer seiner bekanntesten Schüler, der Mayrs Worte und Ideen publiziert und als Präsident der „Gesellschaft der Mayr-Ärzte“ gewirkt hat, ist Dr. Erich Rauch.

Ich würde jedem sein Buch „Diagnostik nach F.X. Mayr“ empfehlen, damit jeder sich ein besseres Bild vom eigenen Darm machen kann. Leicht verständlich und sehr eindringlich sind die Typisierungen der Bauchformen, die jeder durch eine kritische Betrachtung vor dem Spiegel an sich selbst leicht überprüfen kann. Für einen Laien schwieriger ist die Diagnose des Brustkorbes oder der Körperhaltung sowie der Bauchgröße.

Leichter dagegen ist wieder der Blick in den Spiegel, der Aufschluß gibt über die Beschaffenheit der Haare, der Haut, der Skleren (dem Weiß der Augen, eigentlich der Lederhaut), der Zunge, des Mundes, der Falten oder Furchen und über vieles mehr.

Bei einer Darmsanierung heben sich die Brustwarzen

Für uns Frauen interessant ist eine Diagnosemöglichkeit, die ebenfalls auf einen Schüler von Rauch zurückgeht: das Mamma-Dreieck nach Kojer. Die beiden Brustwarzen bilden mit dem Jugulum, der Grube zwischen den beiden Schlüsselbeinen, ein Dreieck. Dieses verkleinert sich bei der Darmsanierung, und die Brustwarzen heben sich. In diesem Zusammenhang interessant ist eine Bewertung des Kaffees, die ich bei Udo Pollmer zitiert fand:

„Der Kaffee stieß anfangs auf heftigen Widerstand seitens der Mediziner, schließlich sei er ungesund, mache impotent oder ließe die Brüste erschlaffen."

Und wenig später heißt es über das Koffein im allgemeinen: „Der Kaffeestrauch schützt sich damit vor seinen Feinden: Koffein wirkt als Breitbandpestizid und stärkt die pflanzeneigene Abwehr. Es tötet vor allem Insekten und Milben."

Da sich Pollmer weniger mit Mayr als mit Lebensmittelchemie beschäftigt, ist es fraglich, ob er meiner Schlußfolgerung positiv gegenübersteht. Könnte es sein, daß das Koffein auch in unserer komplizierten Darmflora Schäden anrichtet, die dann sichtbar zu Hängebrüsten führen? Und könnte es sein, daß der Tee, der prozentual mehr Koffein als Kaffee enthält, diese darmschädigende Wirkung nicht hat, weil er zusätzlich beruhigendes Theanin enthält, sofern man ihn lange genug ziehen läßt? Bekannt ist auch die auf Mayr zurückgehende Bauchmassage, die von einer seiner Schülerinnen, Dr. Renate Collier, zu einer Bauchselbstmassage erweitert wurde. Da ich diese Massage nach Renate Collier in meiner Ausbildung zur Azidosetherapeutin lernen durfte, gehe ich später bei den begleitenden Maßnahmen zum Teilfasten eingehend darauf ein.

Die Anatomie des Darmes

Nun noch ein kleiner Einblick in die Anatomie des Darmes, soweit sie für dieses Thema relevant ist. Während die äußere Haut, legt man sie aufgeschnitten nebeneinander, ungefähr 1,5 bis zwei Quadratmeter beträgt, ist die Innenfläche unserer Schleimhaut um ein Vielfaches größer. Die Angaben schwanken zwischen der Größe eines Tennisplatzes und der Hälfte eines Fußballfeldes. Wie kann so etwas sein?

Nun, den Vegetariern wird nachgesagt, daß sie einen längeren Dünndarm besitzen als die Fleischesser (nachzulesen bei Glaesel). Im Tierreich ist es ähnlich: das Schaf, als reiner Vegetarier, soll eine Darmlänge haben, welche die Körperlänge um das 27fache übertrifft (zitiert bei Spiller). Der Löwe dagegen, ein Fleischfresser, hat einen Darm, der seine Körpergröße um das Dreifache übersteigt.

Die Angaben zur menschlichen Darmlänge schwanken zwischen vier und acht Metern. Stellen wir uns jetzt vor, daß der Dünndarm nicht nur aus einem Schlauch besteht, sondern in diesen Schlauch von der Darmwand aus Zotten hineinragen, aus denen wiederum Zotten hervorgehen, so können wir uns die Vergrößerung der Darmwand auf eine doch anfangs unglaublich erscheinende Dimension gut vorstellen.

Es ließe sich sicher eine eigene, lange Abhandlung über die Verdauung schreiben. Ich will mich aber nur auf das Notwendigste und für dieses Thema Wichtigste beschränken. Die Nahrung wird im Mund nicht nur von den Zähnen zerkleinert, sondern auch von den Speichelenzymen chemisch zersetzt. So beginnt das Enzym Ptyalin bereits mit der Kohlenhydratverdauung, und im Magen wird mit Hilfe von Pepsin und Salzsäure mit der Eiweißverdauung begonnen.

Die Bauchspeicheldrüse führt die für die Aufspaltung von Kohlenhydraten, Fetten und Eiweißen notwendigen Enzyme in den Dünndarm. Sie spielt also eine zentrale Rolle in der Verdauung, weshalb eine Schädigung der Bauchspeicheldrüse auch so verheerende Folgen hat. Ebenso liefert die Galle ihre Säuren. Leber und Bauchspeicheldrüse produzieren gemeinsam das Bikarbonat, das zur Neutralisierung des sauren Magenbreies notwendig ist. Dünndarmsäfte runden die Aufschlüsselung der Nahrungsbestandteile ab. Und die Kohlenhydrate können als Glukose, die Eiweiße als Aminosäuren und die Fette als Glyzerin und Fettsäuren die Darmschranke passieren.

Tod und Leben sitzen im Darm

So wird auch verständlich, was es bedeutet, wenn es in diesem so sensiblen Bereich zu Störungen kommt. Der Übergang von Giften ins Blut, die sich in der Nahrung befinden oder im Darm entstehen, die Schädigung durch Abbauprodukte von Symbionten, die mit uns leben und unsere Darmschleimhaut besiedeln (manchmal zu Recht, manchmal zu Unrecht, wie die zunehmenden Verpilzungen zeigen), kann nirgendwo so leicht vor sich gehen wie durch und bei der Darmschleimhaut. Ebenso werden die wertvollen, ernährungsphysiologisch wichtigen Substanzen durch die Darmschleimhaut ans Blut abgegeben. So ist es auch zu verstehen, daß gesagt wird: der Tod/das Leben sitzt im Darm.

Darmgesundheit erkennt man auch an der „Passagezeit"

Ein weiterer wichtiger Aspekt zur eigenen Diagnose der Darmgesundheit ist die Passagezeit. Darunter versteht man nicht den täglichen Stuhlgang, sondern die Zeit, welche die Nahrung benötigt, um nach der Aufnahme im Mund und der Verweildauer im Magen den Dünn- und Dickdarm zu passieren.

Da es nicht immer leicht ist, das wiederzuerkennen, was man gegessen hat, hat sich als einfachster Test das Essen von Rote Bete-Knollen erwiesen. Im Verlauf der Verdauung verlieren sie ihre typische rote Farbe kaum und färben deswegen den Stuhl anhaltend rot. Manchmal leider auch den Urin, was auf eine Schädigung des Dünndarms hinweisen kann. Achten Sie darauf, wann die Rote Bete den Körper wieder verläßt. Über die Norm, wann das zu geschehen hat, scheint in Fachkreisen Einigkeit zu bestehen: also etwa nach 24 Stunden. Spiller spricht von 12 Stunden. Sie können von vielen Ärzten aber auch hören, daß eine Verweildauer im Darm von mehreren Tagen und ein Stuhlgang in ebenso langem Abstand durchaus normal sind.
Hier gilt es zu differenzieren: Norm heißt in diesem Fall, daß es bei der Mehrheit der Menschen, die zum Arzt kommen, üblich ist, nicht jeden Tag, sondern nur jeden zweiten oder dritten Tag eine Stuhlentleerung zu haben. Von der täglichen Stuhlentleerung, welche die Restbestände des Vortages wieder zutage befördert, sind diese Menschen meilenweit entfernt.

Mehrfache Stuhlentleerungen täglich wären ideal

Ich bin der Ansicht, daß eine mehrfache Stuhlentleerung pro Tag ideal ist. Schauen wir uns doch Säuglinge und Kleinkinder an, die noch nicht verbildet oder gemaßregelt sind. Da verläuft jeder „Input“ mit einem „Output“, das heißt oben kommt etwas rein, und unten entledigt sich der gesunde Körper gleich von dem, was er jetzt nicht mehr benötigt. Leider sind wir von diesem logischen Wechselspiel weit entfernt. Aber hören Sie einmal ganz intensiv in sich hinein, ob Sie nicht doch noch etwas von diesen feinen Regungen verspüren. Von diesen Regungen, die wir aber oft genug unterdrücken, weil es uns jetzt gerade nicht paßt, auf die Toilette zu gehen. Aber es ist durchaus logisch, daß sich unser gesamter Verdauungsapparat in Bewegung setzt, wenn wir zu essen beginnen. Das haben auch die Pawlow'schen Tierversuche gezeigt. Selbst Dressur kann dazu führen, daß durch äußerliche Stimulation der Sinne ein bestimmter innerlicher Effekt hervorgerufen wird.

Gesundheitsprobleme durch einen deformierten Dickdarm

Auf eine letzte, für diesen Zusammenhang wichtige Tatsache möchte ich noch hinweisen. Viele Menschen leiden – bewußt oder unbewußt – unter einem anatomisch veränderten Dickdarm. Das kann sich zeigen, indem sich der Darminhalt manchmal durch starke Verengungen des Darmes hindurchquälen muß oder daß der Darminhalt in großen Ausweitungen versackt; daß er den gesamten Oberkörper hochschiebt, weil Gase die Därme gegen das Zwerchfell, manchmal auch gegen das Herz drükken.

Es ist heute schon die Norm, von einem durchhängenden Querdarm zu sprechen, weil fast alle davon betroffen sind. Ganz klar, daß es für den Darm eine ungeheure Mehrarbeit bedeutet, den Inhalt durch seine peristaltischen Bewegungen wie in einer Berg- und Talfahrt vorwärts zu schieben, häufig vermischt mit Gasen aus Gärungsprozessen oder zersetzt mit Fäulnisgiften.
Eine große Gefahr sehe ich darin, wenn der Querdarm so weit abgesunken ist, daß er auf die Gebärmutter drückt und sie nach hinten abknickt. Wie oft wird von Gynäkologen eine abgeknickte Gebärmutter diagnostiziert, ohne daß der Zusammenhang mit einem extrem abgesunkenen Querdarm aufgezeigt wird.

Wie sollte der Stuhl beschaffen sein?

Über die Beschaffenheit des Stuhles sind sich die Naturheilkundler einig: er soll geruchlos sein, eventuell leicht säuerlich riechen. Scharfer oder sauer riechender Kot deutet auf Gärungsprozesse, stinkender Kot auf Fäulnisprozesse hin. Die Farbe des Stuhles sollte hellgelb, ähnlich der beim Säugling sein. Eine dunklere Farbe deutet auf vermehrte Gallenfarbstoffe beziehungsweise längere Verweildauer hin. Die Kotmasse sollte geformt, aber nicht verhärtet sein und am Papier keine Spuren hinterlassen.

Zusammenfassung

- **Gesundsein kann man nur mit einem gesunden Darm.**
- **Darmgesundheit oder -krankheit kann man an der Bauchform, der Bauchgröße und der Körperhaltung feststellen.**
- **Koffein kann die Darmflora schädigen.**
- **Auch lebenswichtige Substanzen, die mit der Nahrung zugeführt werden, gelangen über die Darmschleimhaut ins Blut.**
- **Durch eine kranke Darmschleimhaut gehen Gifte ins Blut über.**
- **Der gesunde Körper reagiert auf jeden „Input" mit einem „Output": Er scheidet jene Stoffe aus, die er nicht mehr benötigt.**
- **Große Gesundheitsprobleme werden durch anatomische Dickdarmveränderungen verursacht.**
- **Ein durchhängender Querdarm kann auf die Gebärmutter drücken und sie abknicken.**

Die Verdauungsleukozytose

Im Pschyrembel, einem klinischen Wörterbuch, das allen Medizinstudenten wohl bekannt ist, steht in der Ausgabe von 1990 auf Seite 1776 über die Verdauungsleukozytose nur kurz: „physiologisch vorübergehende Vermehrung der Leukozyten kurz nach der Nahrungsaufnahme." Und im dtv-Wörterbuch der Medizin wird nur wenig ergänzt: „durch Verteilungsleukozytose bedingt", was besagen will, daß einc Umverteilung der vorhandenen Leukozyten aus den Depots hin zum Blut stattgefunden hat.

Leukozyten bekämpfen krankheitserregende Ursachen und Schadstoffe

Leukozyten ist ein Sammelbegriff für alle weißen Blutkörperchen, die sich im Blut selbst, in den blutbildenden Organen wie Milz, Knochenmark, Thymus oder in den Lymphknoten oder im entzündeten Gewebe befinden. Als „Abwehrpolizei" haben sie die Aufgabe, Noxen, das sind krankheitserregende Ursachen, und Schadstoffe zu bekämpfen und zu beseitigen.

Nach Meyer stellen die weißen Blutkörperchen, im Gegensatz zu den roten, „eine uneinheitliche Gruppe von kernhaltigen Zellen verschiedener Größe und Form dar. Im Blutstrom fließen sie am Rand. Sie können ihre Form verändern, sich bewegen und aus der Blutbahn auswandern."

Wir unterscheiden bei den Leukozyten verschiedene Arten: 60 bis 70 Prozent sind die Granulozyten, die je nach ihrer Anfärbbarkeit in neutrophile, eosinophile und basophile unterteilt werden. 20 bis 30 Prozent sind Lymphozyten und zwei bis sechs Prozent Monozyten. Ihre normale Anzahl beträgt in einem Kubikmillimeter Blut etwa 5.000 bis 10.000. An der Anzahl der Leukozyten im Blut, aber auch an der prozentualen Zusammensetzung der einzelnen Leukozytenarten lassen sich Krankheitsbilder, Krankheitszustände und -verläufe erkennen.

Bei der Verdauungsleukozytose ist neben der Gesamtzahl der Leukozyten auch der prozentuale Anteil der Lymphozyten von vormals etwa 25 Prozent auf etwa 40 Prozent erhöht.

Die Frage ist nun, ob es schädlich ist, wenn die Leukozyten bei der Normalkost mehrmals täglich auf den Plan gerufen, das heißt aktiviert werden? Sie betrachten offensichtlich die erhitzte Kost als Fremdkörper, als Eindringling, den es zu vernichten gilt. Bei diesem Vorgang spielt es keine Rolle, welche Temperatur die (einstmals) erhitzte Kost im Augenblick hat. Sie kann kalt sein, wie eine Tafel Schokolade oder lauwarm, wie eine aufgewärmte Suppe oder heiß, wie eine Tasse Kaffee. Wichtig ist der Prozeß, der einmal abgelaufen ist und zum Absterben ganz bestimmter Bestandteile (zum Beispiel wärmeempfindlicher Enzyme) geführt hat.

Ist diese Aktivierung der Leukozyten von Vor- oder von Nachteil? Führt sie zu einer Erlahmung oder zur Stärkung der Abwehrkräfte? Die Gesundheit der Menschen in unserer Zeit, die großen Krankheiten wie Krebs und Aids sprechen mehr für die Erlahmung des Immunsystems durch die immer wieder hervorgerufene Verdauungsleukozytose.

Erhitzte und denaturierte Nahrungsmittel verursachen eine Verdauungsleukozytose

Bereits um 400 v. Chr. soll der Grieche Diokles von Karystos für das Mittagsmahl die Empfehlung gegeben haben, das Gemüse ungekocht vorweg und Gekochtes als nächsten Gang zu essen, das Obst als Nachspeise.
Auch Kouschakoff, ein russischer Wissenschaftler, nahm sich des Problems der Verdauungsleukozytose intensivst an. Er kam durch Eigenversuche zu der Erkenntnis, daß die Verdauungsleukozytose ausbleibt, wenn die Nahrungsaufnahme aus pflanzlicher Rohkost besteht oder durch solche eingeleitet wird.
Alle erhitzten und denaturierten Nahrungsmittel, auch Wein und Essig, rufen nach seinen Untersuchungsergebnissen eine Leukozytose hervor. Interessant ist, daß sich nach den Ergebnissen des Wissenschaftlers ein Temperaturanstieg bis 95 Grad bei der Zubereitung von Gemüse als unwirksam für die Leukozytose erwiesen hat. Für uns würde dies bedeuten, daß wir „Gemüse mit Biß“, wie es beispielsweise bei der asiatischen Kochkunst oder bei den

Italienern üblich ist, mit der Frischkost gleichsetzen könnten: die Verdauungsleukozytose bleibt aus. Ein zweiter, in unserem Zusammenhang hochinteressanter Gesichtspunkt steht in dem Buch von Ralph Bircher „Geheimarchiv der Ernährungslehre“. Bei der Aufnahme erhitzter Nahrung tritt nicht nur eine Abwanderung von Leukozyten ins Blut auf, sondern auch etwa drei bis fünf Minuten, nachdem die Nahrung mit der Magenwand kontaktiert hat, eine Abwanderung der Leukozyten ins Darminnere: eine Weitergabe von Informationen über die Nerven. Also doch ein Aufmarsch der Abwehr zum Schutz des Organismus?

Ein sauerstoff-freier Darm ist wichtig für eine gesunde Darmflora

Die beiden Wissenschaftler Tropp und Chalaupka sollen Untersuchungen an Speichel, Magensaft und Zwölffingerdarm unternommen haben, um die Frage zu klären, inwieweit hier die in Gemüse und Früchten besonders vorkommenden sauerstoffzehrenden Fermente bei der Verdauung zerstört werden. Bisher hatte man angenommen, daß diese Fermente im Darm von den Verdauungssäften zerstört würden. Bei den Untersuchungen zeigte sich aber, daß über die Hälfte der Fermente „überleben“ und deshalb noch im Dickdarm wirksam werden können, der dadurch sauerstoff-frei wird.

Ein sauerstoff-freier, ein anaerober Darminhalt soll aber besonders wichtig für die Entstehung und Erhaltung einer gesunden Darmbakterienflora sein. Die krankmachenden Viren und Bakterien sollen eingedämmt und eine Entartung, die zu schweren Krankheitsbildern führen kann, soll verhindert werden.

In der Alternativ-Medizin ist schon lange bekannt, daß eine Steigerung der Abwehrkräfte nur möglich ist, wenn eine Darmsanierung vorweggegangen ist. Denn: „Der Tod sitzt im Darm".

Zusammenfassung

- **Ohne gesunden Darm gibt es keine Gesundheit.**
- **Ohne gesunde Ernährung gibt es keinen gesunden Darm.**
- **Rohkost und schonend gegartes Gemüse verhindern eine Verdauungsleukozytose.**
- **Gemüse und Früchte enthalten sauerstoffzehrende Fermente, die den Darm sauerstoff-frei halten und dadurch für eine gesunde Darmflora sorgen.**
- **Eine gesunde Darmflora verhindert das Entstehen vieler Krankheiten.**
- **Eine Darmsanierung steigert die Abwehrkräfte und heilt viele chronische Leiden.**

Gesunde Ernährung

In Deutschland gibt es die „Deutsche Gesellschaft für Ernährung", die in regelmäßigen Abständen Ernährungsberichte im Auftrag der Bundesministerien für Jugend, Familie, Frauen und Gesundheit und Ernährung, Landwirtschaft und Forsten herausbringt. Darin sind unter anderem Ernährungsgewohnheiten und Verbrauch aufgezeigt. Es werden auch Empfehlungen gegeben zur richtigen Ernährung, je nach Alter, Geschlecht und Tätigkeit beispielsweise. Jetzt könnte man der Ansicht sein, diese Leute müßten es doch wissen – bei so viel geballter wissenschaftlicher Kapazität!
Lesen Sie das Buch von Udo Pollmer: „Prost Mahlzeit! Krank durch gesunde Ernährung" und Sie werden den Empfehlungen, wieviel, wovon wir wann, in welcher Situation zu uns nehmen müssen, ein wenig skeptischer gegenüberstehen. Aber auch schon vor Erscheinen dieses Buches war mir klar, daß es nicht der richtige Weg ist, sich an Tabellen zu halten, Kalorien zu bestimmen, rein analytisch den Nährwert zu errechnen, und dann dem Ganzen den Stempel der Gesundheit aufzuprägen.

Verwirrung in Fragen der gesunden Ernährung

Welches ist denn nun die gesunde Ernährung? Ist es das, was die Heilige Hildegard von Bingen emp-

fiehlt? Diese große Mystikerin des 12. Jahrhunderts wird auch gerne als erste deutsche Naturärztin bezeichnet. Noch heute gibt es einen Förderkreis im Bodenseeraum, der sich mit Erfolg mit der Hildegard-Medizin und ihrer Ernährungstherapie befaßt. Oder ist es besonders gut, was uns aus Indien oder China überliefert wird und auf die Fünf-Elemente-Lehre zurückgeht? Oder ist es ein Leben nach der traditionellen indischen Heilkunde, dem Ayurveda mit seinen drei Doshas (Vata-, Pitta-, Kapha-Typ), seinem Ama, dem Agni und dem Ojas? Oder eine Ernährung, welche das Qi, die Lebensenergie fördert? Oder ein Leben nach dem antagonistischen und doch komplementären Yin und Yang und den Regeln der Makrobiotik?
Oder sollten wir uns nach dem Friedensevangelium der Essener richten, in dem es heißt: „Tötet weder Mensch noch Tier, noch die Nahrung, die euer Mund aufnimmt. Denn wenn ihr lebendige Nahrung eßt, wird sie euch beleben, aber wenn ihr eure Nahrung tötet, wird euch die tote Nahrung ebenfalls töten. Denn Leben kommt nur vom Leben, und vom Tod kommt immer nur der Tod“ (Der Vegetarier, 1/89).
Liegt unser Heil in der Vollwertkost – nach Bruker, Kollath oder Leitzmann?
Welche Forderungen stellen wir an eine gesunde Ernährung? Nun, in erster Linie soll sie uns gesund erhalten, manchmal auch erst gesund machen. Was ist dann Gesundheit? Ist das persönliche Wohlbe-

finden der Maßstab, das Aussehen, das Körpergewicht? Da viele Frauen und Männer mit der Gesundheit auch den Wunsch nach einem guten Aussehen und einem Idealgewicht verbinden, lassen Sie mich kurz darauf eingehen.

Übergewicht

Ich habe viele Jahre Kurse gegeben, die zum Ziele hatten, Menschen mit subjektivem oder objektivem Übergewicht bei der Gewichtsreduktion zu helfen. Am Anfang hielt ich mich an ein Programm nach den Plänen der Bundeszentrale für gesundheitliche Aufklärung, das eine ausgewogene Mischkost mit Kalorienzählen befürwortete. Dabei stieß ich sehr schnell auf Max Otto Bruker und die Lehren der vitalstoffreichen Vollwertkost. Deswegen schrieb ich ein Buch „Alternatives Abnehmen – aber mit Vernunft“, das Anregungen gab, wie sich das Programm verbessern ließe und wie eine Gewichtsreduktion mit der Vollwertkost möglich sei. Doch ich merkte, daß viele Frauen bei einem hohen Getreideanteil in der Ernährung keinen Erfolg beim Abnehmen hatten.
Ich trat als Nichtmedizinerin unter anderem der Gesellschaft für Adipositasforschung bei, hörte dort von Tierversuchen, von braunem und weißem Fett, von Fettabsaugen, Thermogenese, Magenballon, Reduktionskost und von der Wirkung von Appetit-

hemmern. Ich lernte, daß Broca und Idealgewicht überholt sind und dafür der „Body-Mass-Index“ wichtig ist (der „Body-Mass-Index“ ist ein Maß des relativen Körpergewichtes, bei dem das Körpergewicht durch das Quadrat der Körperlänge geteilt wird. Diese Korrelation sollte ein bestimmtes Gewicht nicht unter- oder überschreiten).
Ich freute mich, eine Frau zu sein, da das Übergewicht der gynoiden Typen mit Ausnahme der belastungsabhängigen Gelenkerkrankungen nur mit geringem gesundheitlichen Risiko verbunden ist, während die androiden Typen meist mit der Stammfettsucht zu kämpfen haben. Es gab Denkanstöße, die mich aber nicht befriedigen konnten.

Verschiedene Ursachen für Übergewicht

Zum differenzierten Betrachten von Übergewicht regten mich mehr die Typisierungen des französischen Arztes Jacques Moron an. Er unterscheidet zwischen alimentärer (nahrungsbedingter) Fettsucht und der Fettsucht der gestörten Verbrennung. Bei der letzteren unterteilt er wiederum in acht Hauptgruppen:
- konstitutionelle familiäre Fettsucht
- konstitutionalisierte Fettsucht
- prädiabetische Fettsucht
- abdominale Fettsucht (nervös, digestiv, metabolisch)
- Fettsucht durch Bewegungsmangel

- zirkulatorische Fettsucht (kapillare oder venöse Form)
- genitale Fettsucht der Frau (hyper- oder hypomenorrhoisch)
- kombinierte Störungen:
  Kombinationen der alimentären Fettsucht
  Kombination einfacher Formen von Verdauungsfettsucht
  psychosomatische Fettsucht.

Zu jeder dieser Arten liefert Moron eine genaue Beschreibung und Skizze.

Übergewicht aufgrund von Stoffwechselstörungen

Für mich waren die Arbeiten von Moron der Ansatz, darüber nachzuforschen, wie Übergewicht aufgrund von Stoffwechselstörungen heilbar ist. Da Moron selbst an diesem Problem litt, war dies wahrscheinlich der Grund, weshalb er auch so gut beobachten konnte. Leider kannte er die Eiweißspeicherung oder die Übersäuerung nicht, so daß seine Therapie (Anregung des Stoffwechsels mit Medikamenten) eine völlig andere ist, als ich sie vorschlage.

Übergewicht ist nicht gleich Übergewicht, und nicht jeder dicke Mensch hat nur Fett gespeichert. Beim strengen Fasten reagieren die Zonen, die auf eine alimentäre Fettsucht, auf ein Zuviel an Nahrung, zurückzuführen sind, am schnellsten mit einer

Veränderung. Deswegen nimmt man bei Fastenkuren zuerst an Stellen ab, die zu diesen Zonen gehören: im Gesicht und am Oberkörper.
Häufig sind besonders Frauen aber gar nicht daran interessiert, in diesem Bereich abzunehmen, sondern viel eher an den sogenannten Problemzonen wie Oberschenkel, Po und Hüfte. Wie enttäuscht sind sie dann, wenn dort einfach nichts rutschen will.

Übergewicht abbauen durch Förderung der Durchblutung und der Ausscheidungsfunktionen

Zellulitis, zum Beispiel, ist nicht nur eine Frage der Überernährung, sondern viel mehr der Fehl- und Überernährung mit Säurebildnern. Zellulitis ist eine Mangeldurchblutung dieses Gewebes, eine Verdickung aufgrund von Ablagerungen, Zwischenlagerungen von Stoffwechselprodukten, die nicht ausgeschieden werden konnten. Deswegen darf der Therapieansatz nicht in einer nach Kalorien berechneten Nahrungsreduktion liegen, sondern muß in einer gezielten lebendigen Ernährungsweise liegen, damit die Durchblutung und Ausscheidungsfunktionen gefördert werden.
Deswegen möchte ich auf zwei Ernährungsformen gezielt eingehen, da sie diesen Anforderungen am nächsten kommen: die Instinktotherapie und die basische Ernährung.

Die Instinktotherapie

Guy Claude Burger, ein Wissenschaftler in Frankreich, praktiziert seit über 20 Jahren seine **Rohkosttherapie**, die wissenschaftlich auch als Instinktotherapie bekannt ist. Als ich vor Jahren einmal bei ihm im Chateau de Montramé in der Nähe von Paris diese Kost ausprobieren konnte, fühlte ich mich sofort erinnert an Sonne, an Wärme, an reife Früchte, die wir hier kaum kennen; eine Ernährungsart, wie sie aus dem Paradies stammen könnte. Nicht verhehlen möchte ich, daß Burger auch das Essen von rohem Tiereiweiß zuläßt, was bei vielen auf Unverständnis stößt. Aber wenn wir nach Instinkt essen, können wir uns doch auf das beschränken, was uns „das Wasser im Mund zusammenlaufen läßt".

In Deutschland hat Jamila Peiter die Therapie von Burger bekannt gemacht, so daß seine Gedanken und Empfehlungen auch bei uns eine immer größer werdende Zahl von Anhängern gefunden hat. Daß Jamila Peiter nun öffentlich diese Kost für sich (und vielleicht auch für andere) als Irrtum bezeichnet, halte ich für mutig. Es gibt bei uns sicher kaum Menschen, die sich ihr Leben lang mit Rohkost ernähren (können). Spricht dies aber gegen die Richtigkeit der Lehre? Liegt es vielleicht an unseren Breitengraden? Wer friert nicht schon alleine bei dem Gedanken, auch im Winter nur kalte Nahrung zu sich nehmen zu müssen?

Menschen, die sich ebenfalls für eine reine Rohkost einsetzen, sind die „Lebenskundler", eine Vereinigung, die sich auf Initiative von Helmut Wandmaker gegründet hat („Willst Du gesund sein? Vergiß den Kochtopf!"). Viele Erfolge bei Kranken, besonders bei Neurodermitis, hat die Schwarzwald-Klinik in Villingen. Ihr Küchenchef Hubert Hohler hat zusammen mit Wolfgang Spiller das Buch „Vegane Rohkost" herausgebracht.

Beim Erhitzen der Nahrung verändern sich Moleküle und werden pathogen

Burger vertritt mit seiner Instinktotherapie die Ansicht, daß der menschliche Organismus die erhitzte Nahrung nicht verträgt, er sei genetisch darauf nicht programmiert. Durch die Erhitzung würden die Moleküle verändert, wie der Wissenschaftler Maillard bereits 1916 in der als Maillardsche Reaktion bekannten Theorie nachgewiesen hat. Als Beispiel wird die Kartoffel angeführt, die durch Erhitzen 450 neue Fremdstoffe bilden soll, soweit diese mit den heutigen Methoden bisher erkennbar sind. Wer weiß, wieviele es insgesamt sind, da bisher noch nicht alle identifiziert werden können.
Diese durch Erhitzung entstandenen Moleküle kommen in der Natur nicht vor und können deshalb von unserem Organismus nicht verarbeitet werden. Diese **pathogenen Moleküle** stellen den Organismus vor große Probleme: „Diese naturfrem-

den Moleküle tragen dadurch, daß wir sie uns dreimal täglich zuführen, möglicherweise direkt und indirekt zu Krankheiten bei, und durch Induktion unserer Immuntoleranz oder durch den Zusammenbruch unseres Immunsystems".

Das ist nichts anderes, als die Verdauungsleukozytose ebenfalls besagt: Die erhitzte Kost wird vom Organismus als Fremdkörper, als Feind betrachtet, und dementsprechend vom Immunsystem angegriffen beziehungsweise unschädlich gemacht.

Viele Menschen vertragen reine Rohkost nicht

Wenn man sieht, welche Erfolge Burger mit seiner Rohkosttherapie selbst bei schweren Krankheiten hat, dann ist dies überaus faszinierend. Die Frage für mich ist allerdings, inwieweit können wir hier und in unseren Breitengraden eine solche Kost durchführen und inwieweit verträgt sie unser häufig doch sehr geschädigter Organismus? Reagieren nicht immer mehr Menschen mit Blähungen und anderen Unpäßlichkeiten auf unerhitzte Kost? Müssen nicht manche Nahrungsmittel erst mit Hitze behandelt werden, damit sie von unserem Organismus überhaupt aufgenommen werden können? Und dabei komme ich eben nicht an den Tatsachen vorbei, daß wir hier und heute und jetzt leben und daß wir diese oder jene Disposition, das heißt Veranlagung haben. Wir müssen also sehen, wie wir aus dieser Situation das Beste machen können.

**Unser Instinkt sagt uns,
welche Nahrung gut für uns ist**

Ich fasse zusammen:

- **Es gibt keine gesunde Ernährung im allgemeinen, die für alle Menschen richtig und gut ist.**
- **Machen wir das Beste aus dem, was wir für uns als richtig erkannt haben.**
- **Achten wir auf eine möglichst hohe Zufuhr an naturbelassenen Lebensmitteln, denn sie geben uns Vitalität.**
- **Achten wir auf Körpersignale, versuchen wir den Instinkt zu wecken, der uns über unsere Sinne signalisiert, was unser Organismus braucht.**
- **Schauen wir, daß wir uns einer subjektiven, hoffentlich sogar objektiven Gesundheit erfreuen, mit strahlenden Augen, gesundem Aussehen, harmonischem Wohlbefinden von Körper, Seele und Geist, und zwar dort, wo wir leben.**

Leider sind viele von diesem harmonischen Wohlbefinden von Körper, Seele und Geist sehr weit entfernt, und alle Diäten und Wunderrezepte scheinen nicht helfen zu wollen. Deswegen möchte ich für eine gesunde Ernährung eine zweite Empfehlung geben: **die basische Ernährung**. Um das jedoch zu verstehen, möchte ich Sie zuerst einführen in den **Säure-Basen-Haushalt (SBH).**

Der Säure-Basen-Haushalt (SBH)

Das Wort klingt ein wenig bürgerlich. Aber wie in einem Haushalt die Ausgaben die Einnahmen nicht übersteigen dürfen, damit kein Chaos entsteht, so muß der menschliche Organismus ständig darauf achten, seine anfallenden und im Körper vorhandenen Säuren und Basen in einem Gleichgewicht zu halten. Weil dieser Vorgang einem ständigen Wechsel unterliegt, wird der Begriff Säure-Basen-Haushalt verwendet.

Im Pschyrembel finden wir als Definition: „Allgemeine Bezeichnung für Regelvorgänge einer für physiologische Stoffwechselvorgänge optimalen Wasserstoffionenkonzentration im Extrazellulärraum mit einem arteriellen pH-Wert von 7,4 ($\pm$0,02); die Regulation des SBH und damit die Ausscheidung der durch Stoffwechselvorgänge ständig anfallenden überzähligen nicht flüchtigen (Protonen) und flüchtigen Säuren (CO_2) erfolgt nach kurzfristiger Pufferung durch renale Elimination von sauren Valenzen (metabolische Regulation) sowie durch Abatmen von CO_2 (respiratorische Regulation)."

Flüssigkeiten im Körper werden nach ihrem pH-Wert bestimmt

Ich versuche eine etwas einfachere und verständlichere Definition: Flüssigkeiten in unserem Körper werden nach ihrem pH-Wert bestimmt. Die Einteilung des pH-Wertes (potentia hydrogenii), der Wasserstoffionenkonzentration, erfolgt nach seiner Sättigung. Überwiegt die Anzahl der H^+-Ionen, wird die Flüssigkeit als sauer bezeichnet. Überwiegt die Anzahl der OH^--Ionen, wird sie als alkalisch oder basisch bezeichnet. Säuren und Basen (auch Alkali genannt) sind Gegensätze wie Plus und Minus. Da die Angabe in absoluten Zahlen zu ungeheuer großen Zahlen führen würde, hat man sich angewöhnt, sie im negativen dekadischen Logarithmus anzugeben: also ein pH-Wert von 3 müßte eigentlich zehn hoch minus drei heißen, was umständlich ist.

Das ergibt eine vereinfachte Skala von 1 bis 14 mit dem Neutralitätspunkt 7 in der Mitte. Unser Blut ist leicht alkalisch. Sinkt sein pH-Wert auf unter 7,35, spricht man von einer **Azidose**, steigt er auf über 7,45, sprechen wir von einer **Alkalose. Beide Extreme sind für den menschlichen Organismus lebensbedrohend.** Die Bezeichnungen Alkalose und Azidose sind also für das Blut andere als sonst, denn die Azidose beginnt normalerweise erst in dem Bereich unter dem Neutralpunkt von 7, und die Alkalose beginnt über 7.

Bei Säureüberschuß (Azidose) und Basenüberschuß (Alkalose) ergreift der Organismus Gegenmaßnahmen

Bringt man Blut mit einer Säure zusammen (zum Beispiel beim Einlegen von Fleisch in Essig), so gerinnt es. Wird unser Blut mit endogenen (vom Körper gebildeten) oder exogenen (von außen zugeführten) Säuren überfordert, so greift der Organismus zu bestimmten Gegenmaßnahmen, das heißt er puffert die Säuren ab. Eine Gerinnung wäre tödlich. Da dieser kritische Bereich im Blut bereits bei einem pH-Wert von 7,2 liegt, wird dies bereits als Azidose, besser Blutazidose bezeichnet.

Wird das Blut mit alkalischen Substanzen überschüttet, so spricht man von einer Blutalkalose, die auch im Alkalischen liegt, ab 7,43. Auch hier versucht der Organismus erst zu kompensieren (über die Atmung), bevor es zu tetanieartigen Symptomen kommen kann.

Die einfachsten und schnellsten Gegenmittel sind:

- Bei einer Blutalkalose, zum Beispiel bei Hyperventilation, soll man die abgeatmete Kohlensäure wieder einatmen, indem man die Hände vor den Mund hält oder in eine Plastiktüte atmet.
- Bei einer Blutazidose hilft am schnellsten die orale Einnahme von Kaiser Natron.

Der Anteil von Säuren und Basen im Körper

Laut Professor Wendt ist die Menge der Säuren und Basen in unserem Körper bedingt durch verschiedene Kriterien:

- Die Zufuhr durch die Nahrung von außen (exogene Säuren).
- Die Zufuhr von Stoffwechselabfallprodukten infolge der Zellernährung und der Milchsäurebildung bei Muskelarbeit (jede körperliche Tätigkeit, jede Muskelarbeit produziert saurc Abfallprodukte). Daß ein Sportler trotzdem nicht an Übersäuerung des Blutes stirbt, liegt an seinem Pufferungssystem. Viele sterben den Säuretod: Herzinfarkt! Dabei kommt es zu einer plötzlichen Kummulation von Säuren, mit denen der geschädigte Organismus so schnell nicht fertig wird. Es sei denn, es wird ihm auf der Intensivstation geholfen.
- Die Zufuhr von endogenen Säuren, die normalerweise nicht vorhanden sein müßten: also wenn zum Beispiel die Darmflora nicht in Ordnung ist und sich Darmgärungen bilden infolge einer Fehlbesiedelung des Darmes oder Überbesiedelung mit krankmachenden Darmbakterien. Oder wenn beispielsweise beim Diabetes eine krankmachende Säurebildung bei Fehlleistungen bestimmter Organe vorliegt.
- Die Ausscheidung von Säuren und Basen über Nieren und Darm.

- Die Ausatmung von Kohlensäure über die Lunge.
- Die Bildung von Magensalzsäure und dementsprechender Bildung von Natriumbikarbonat in den Belegzellen des Magens, was nach Meinung von Wendt von ausschlaggebender Bedeutung für den gesamten Säure-Basen-Haushalt ist (endogene Säuren).
- Die Beschaffenheit der Säure-Basen-Depots.
- Die Regulierung durch das vegetative System, das eine Störung immer wieder sofort beheben will (endogene Säuren).

Eine schnelle Gegenregulation kann natürlich nur möglich sein, wenn wir Reserven, sowohl für Säuren als auch für Basen, im Körper haben und im Bedarfsfall nicht erst auf die Zufuhr von außen angewiesen sind. Wendt sieht Säuredepots in den kollagenen Fasern des Bindegewebes und Basendepots in den alkalophilen Drüsen wie Bauchspeicheldrüse, den Brunnerschen und Lieberkühnschen Drüsen und in der galleproduzierenden Leber.

Gewebeübersäuerung läßt sich im Urin nachweisen

Nun kommt es – nach Wendt – zu latenten Azidosen, die aber im Blut noch nicht nachgewiesen werden können, da es sich um eine Gewebeübersäuerung handelt. Diese ist nur über den Harn feststellbar. Hier trifft Wendt sich mit Glaesel, der ebenfalls von einer Übersäuerung spricht, die sich in einer sogenannten „Säurestarre“ zeigt. Sie läßt sich im Urin nachweisen.

Nach Glaesel (und auch nach Wendt) flutet unser Urin – wie Ebbe und Flut –, das heißt einige Stunden nach einer Hauptmahlzeit wird unser Urin basisch. Das ist zu erklären mit der Tätigkeit der Belegzellen im Magen und deren Absonderung der Magensalzsäure und dem sich daraus ergebenden Überschuß an Natriumbikarbonat. Bei diesem auf Friedrich Sander zurückgehenden Kochsalzkreislauf gibt es erst eine Basenflut im Blut und später eine Resynthetisierung von Kochsalz im Zwölffingerdarm. Diese Vorgänge sind nicht nur im Harn, sondern auch im Blut nachweisbar. Sie sollen zwar durch die Nahrungsaufnahme ausgelöst werden, hängen aber mit einem tageszeitlich bedingten Rhythmus zusammen.

Nach Glaesel hat unser Urin ein pH-Spektrum zwischen 4,5 und 9. Da der Organismus am Morgen die Stoffwechselabbauprodukte hinausbefördert, ist der Morgenurin meist unter einem pH-Wert von 7, dem Neutralpunkt, also sauer. Er sollte aber etwa zwei Stunden nach einer Mahlzeit ins Basische wechseln. Ist dies nicht der Fall – und zwar über längere Zeit – so sprechen wir von Säurestarre.

Die „Säurestarre“ ist meist nahrungsbedingt

Die Säurestarre ist meist alimentär, das heißt nahrungsbedingt. Denn alle tierischen Eiweiße (Fleisch,

Wurst, alle Milchprodukte, Eier, Meerestiere) sind säurebildend. Ebenso wie Zucker, Nüsse, Getreide und Getreideprodukte sowie alle denaturierten Nahrungsmittel.
Demzufolge müßten alle Gemüse- und Obstsorten basenbildend sein. Das stimmt nur teilweise, denn zum einen ist das abhängig von dem Boden, auf dem die Lebensmittel wachsen und zum anderen von ihrem Reifezustand. Wichtig dabei ist auch die Gesundheit des Menschen, der sie ißt. So kann Obst bei einer falschen Darmbesiedlung im Stoffwechsel säurebildend wirken, obwohl es normalerweise basenbildend ist.
Wenn es zu einer Säurestarre kommt, das heißt wenn der Urin über einen längeren Zeitraum von Tagen, Wochen oder gar Monaten nicht mehr die typischen Tagesschwankungen aufweist, so deutet das auf eine gesundheitliche Schädigung. Nach Wendt ist dies das erste Zeichen einer chronischen Krankheit. Kommt zu einer Säurestarre noch eine überhöhte Säurebildung durch längere Muskelarbeit und starkes Schwitzen beispielsweise beim Sport, so kann die Übersäuerung tödlich werden, wie beim Herzinfarkt.

Säurebedingte Krankheiten

Die bekannteste Säure-Krankheit ist der Diabetes. Aber auch andere „Säure-Krankheiten“ sind bekannt wie Gicht, Rheuma, Tinnitus, Steinbildungen, Allergien, Bluthochdruck, Parodontose, Arteriosklerose, Neuralgien, um nur einige zu nennen. Daneben gibt es aber eine ganze Reihe von gesundheitlichen Störungen, die auf eine Übersäuerung schließen lassen, die aber als Krankheit noch nicht nachweisbar sind. Häufig werden sie erst als Krankheiten diagnostiziert, wenn die Laborwerte einen von der augenblicklichen Norm abweichenden Befund aufzeigen. Aber leider sind nicht alle Normwerte auch Gesundheitswerte.

Nicht ausgeschiedene Säuren werden im Bindegewebe zwischengelagert

Das Blut lagert die anfallenden Säuren, die augenblicklich nicht über Lunge, Niere, Haut oder Darm entsorgt werden können, im Bindegewebe zwischen. Wenn der Körper genügend Basen zur freien Verfügung hat, können die Säuredepots neutralisiert und die anfallenden Stoffwechselprodukte als Salze über die Nieren ausgeschieden werden. Die sich durch die Übersäuerung ergebende Hautfaltendicke besteht also nicht nur aus Fettzellen, sondern auch aus im Bindegewebe zwischengelagerten Säuren, wie der Wasserverlust bei der Anti-Azidose-Therapie zeigt.
Diese Tatsache versuche ich seit längerem in Gesprächen mit Vertretern von Krankenkassen einzubringen, leider ohne Erfolg. Auf der Pro Sanita 1993

in Stuttgart und der Schwenninger Messe 1994 hatte die AOK einen Stand, auf dem unter anderem eine Körpermessung auf Körperfett, fettfreie Masse und Wasseranteil vorgenommen werden konnte. Das Ergebnis bei mir ergab, was ich erwartet hatte: zu viel Wasser, Fett unter der Norm. Dennoch bin ich mit meinem Aussehen nicht zufrieden. Mein Hüftbereich und die Oberschenkel sind einfach zu dick. So geht es vielen Frauen.

Übergewicht kann durch gestörte Ausscheidungsfunktionen verursacht werden

Meine Empfehlung an die Krankenkassen wäre nun die: bevor man Übergewichtige mit Reduktionskost, Fasten oder anderen Maßnahmen zur Gewichtsreduktion quält, sollte man erst einmal prüfen, was die Voraussetzung für das Übergewicht ist, und klären, was gespeichert ist. Ist es Fett oder Wasser? Je nachdem müssen die Therapieansätze greifen. Habe ich Fett gespeichert, liegt dies aller Voraussicht nach an einer zu großen Nahrungszufuhr. Habe ich Wasser gespeichert, liegt dies sicher an gestörten Ausscheidungsfunktionen!
Ein gesunder Organismus wird mit den anfallenden Säuren allein fertig: die flüchtigen Säuren werden über die Atemluft als CO_2 abgeatmet. Die fixen Säuren, hauptsächlich Phosphor- und Schwefelsäure aus dem Eiweiß-Stoffwechsel, werden über die

Niere ausgeschieden. Übersteigen die anfallenden Säuren die Ausscheidungskapazität der Nieren (sie bekommt sie über das Blut, das sie filtert, zugeleitet), so müssen die Säuren, da sie nicht im Blut verbleiben dürfen, abgepuffert oder zwischengelagert werden.

Der Körper kann die Säuren aber nicht als Säuren ablagern, das wäre ätzend. Deswegen lagert er sie an den kollagenen, den eiweißhaltigen Fasern im Bindegewebe ab, wo sie eine Gelose bilden, einen geleeartigen Zustand, der tastbar ist. Dort lagern sie, bis sie mit Hilfe von basischen Mineralstoffen zu Salzen neutralisiert und über die Nieren ausgeschieden werden können. Das geschieht vornehmlich zu den Zeiten, da durch eine gesunde Nahrungsaufnahme Basenfluten im Körper entstehen. Diese durchspülen das Bindegewebe, das von Glaesel auch Vor- oder Vorflutniere genannt wird. Insofern ist eine beginnende Azidose unter anderem auch an einer schleichenden Reduzierung von Körperflüssigkeiten wie Speichel, Tränenflüssigkeit, Schweiß oder Vaginalsekret zu erkennen.

Zu diesen Vorgängen ist viel Körperwasser nötig, das bei den Gelosen im Bindegewebe mitgespeichert wird. Deswegen haben manche Übergewichtige sehr viel Wasser gespeichert, das auch bei bestimmten Diäten sehr schnell verloren geht, aber bei einer säurebildenden Lebensweise auch ganz schnell wieder aufgenommen wird.

Zusammenfassung

- **Säuren und Basen sind Gegensätze wie Plus und Minus.**
- **Säuren und Basen müssen in einem ausgewogenen Verhältnis zueinander stehen.**
- **Ein gesunder Organismus verfügt über genügend Reserven an Säuren und Basen.**
- **Ein kranker Darm, eine Überbesiedelung des Darmes mit krankmachenden Bakterien verursacht Übersäuerung.**
- **Übersäuerung entsteht vor allem durch den Verzehr von Tiereiweiß, von denaturierten Nahrungsmitteln, von Zucker, Nüssen und Getreideprodukten.**
- **Eine säurebildende Lebensweise kann die Ausscheidungsfunktionen stören und Übergewicht verursachen.**
- **Eine Säurestarre kann tödliche Folgen haben, zum Beispiel einen Herzinfarkt.**
- **Wenn im Körper genügend Basen vorhanden sind, können Säuredepots neutralisiert und ausgeschieden werden.**

Zeichen einer Übersäuerung (Azidose)

Sie selbst können am leichtesten mit einem **Urin-Teststreifen** Ihre Übersäuerung (Azidose) prüfen. Ich empfehle dafür einen einfachen Teststreifen mit einer Testbreite von 5,2 – 7,4, zum Beispiel Indikatorpapier Uralyt-U oder Neutralit pH-Papier von Merck (erhältlich in der Apotheke). Sie reißen ein Stück von etwa zwei bis drei Zentimetern ab und halten dieses unter den Urinstrahl. Es ist jeweils angegeben, wie der durch den Urin entstandene Farbton auf dem Papierchen zu deuten ist: ob als Base oder Säure.

Der pH-Wert im Urin schwankt je nach Tageszeit

Daß eine einmalige Überprüfung des pH-Wertes im Urin nur einen Augenblicksstatus und keine exakte Messung der allgemeinen Stoffwechsellage darstellt, ist klar. Wie bereits berichtet, schwankt der pH-Wert im Urin je nach Tageszeit. Ein morgendlich saurer Urin ist das Ergebnis der Ausscheidung der in der Nacht angefallenen Stoffwechselprodukte. Es ist völlig normal, morgens einen mehr ins Saure verschobenen Urin zu haben als am Abend. Entledigt sich doch der gesunde Organismus seiner angefallenen Säuren im Schlaf. Nach einer entsprechend basischen Mahlzeit sollte auch der Urin etwa zwei Stunden später wieder basisch sein.

Ich empfehle Ihnen, den Urin zu folgenden Zeiten zu überprüfen: beim Aufstehen am Morgen, dann gegen 9 Uhr, 12 Uhr, 14 Uhr, 16 Uhr, 18 Uhr und 21 Uhr. Eine derartige regelmäßige Aufzeichnung über einige Tage ergibt eine ausreichende Beurteilungsmöglichkeit. Deswegen finden Sie am Ende des Buches ein Verlaufsprotokoll.
So kann der Urin von reinen Rohköstlern oder Vegetariern ständig basisch erscheinen, mit leichten Schwankungen zwischen 7,2 und über 9. Da der Morgenurin bereits ein Mischurin ist, wird er bei diesen Menschen häufig bereits im Alkalischen liegen. Der Urin von übersäuerten Menschen kann ständig bei 6,5 und darunter liegen, was auf die sogannte Säurestarre hinweist. Damit lassen sich Schlußfolgerungen unter anderem auf eine mögliche lokale oder latente Azidose ziehen.
Daß es tatsächlich genügend Menschen gibt, deren Urin ständig sauer ist, wurde mir auf einer Messe deutlich vor Augen geführt. Dort bot ein Vertreter eine automatische Toilettenspülung an, die nur auf sauren Urin reagierte. Als ich dem Verkäufer erklärte, daß ein Urin auch basisch sein kann und ihn fragte, wie denn dann die Spülung einsetze, wußte er keine Antwort darauf. Sie sehen, wieweit die Übersäuerung schon als Normalität hingenommen wird.
Auch unsere **Haut** hat einen bestimmten pH-Wert. Es wird so gerne vom Säure-Schutzmantel der Haut gesprochen. Eine Überprüfung des pH-Wertes der Haut bei Frischköstlern zeigte bei einigen eine deut-

liche Verschiebung ins Alkalische (Basische). Wußten Sie, daß auch Säuglinge eine basische Haut haben und daß dafür spezielle Seifen hergestellt werden? Könnte es sein, daß wir uns erst im Laufe des Lebens einen Säure-Schutzmantel zugezogen haben? Auch weitere Körperflüssigkeiten können Sie mit dem Teststreifen kontrollieren: **den Speichel, die Tränen, das Sperma, das Vaginalsekret, und bei Verletzungen das Blut oder die Lymphe**.

Von großem Interesse ist der pH-Wert des Speichels

Bei der richtigen Ernährung haben wir einen Wert um 7, manchmal leicht darüber, manchmal leicht darunter. Auch hier ist oft ein Wechsel wie bei Ebbe und Flut zu verzeichnen, der aber bei weitem nicht so ausgeprägt ist wie beim Urin. Das ist sicher sinnvoll, denn sonst hätten wir ständig die gleichen Bakterien im Mund, was zu Schäden führen würde. In der Zahnheilkunde wird ein saurer Speichel offensichtlich als normal angesehen. Soll dies doch so in den entsprechenden Lehrbüchern der Studenten stehen. Das ist nicht verwunderlich. Zeigen doch Untersuchungen über den pH-Wert des Speichels, daß viele Menschen fast ständig einen sauren Speichel haben, der sogar noch unter 6 fallen kann.
Kein Wunder, daß dann einseitig bestimmte Säurebakterien im Mund leben, die die Zähne angreifen und Karies verursachen. Ja, es wird sogar darüber

berichtet, daß sich im sauren Milieu des Speichels bei gewissen Füllungen mit unterschiedlichen Materialien meßbare elektrische Spannungen ergeben. Vielleicht erklärt dies, weshalb Amalgam in früheren Jahrzehnten nicht diese verheerenden Wirkungen im Organismus hatte wie heute.

Saurer Speichel: ein erstes Anzeichen eines Basenmangels

Ich lasse bei meinen Kursteilnehmern als erstes immer die Speichelprobe machen. Für mich ist ein saurer Speichel ein erstes Anzeichen eines Basenmangels. Der kann temporär sein; so kann man zum Beispiel durch Aufregung einen sauren Speichel bekommen. Er kann aber auch chronisch sein. Und dann müssen wir etwas unternehmen.

Eine Übersäuerung läßt den Speichel zunehmend dickflüssiger werden oder den Mund austrocknen. Bei manchen Menschen geht das so weit, daß sie mit Medikamenten nachhelfen müssen, um einen künstlichen Speichel zu erzeugen. Ich weiß nicht, wie das schmeckt, meine aber, so weit sollten wir es nicht kommen lassen.

Der Speichel hat unter anderem die Aufgabe, kleine Zahnblessuren zu kitten und unsere Zähne gesund zu erhalten. Für Zahnprothesenträger ist der Mundspeichel wichtig, da sonst Druckstellen bei einem sonst gut angepaßten Zahnersatz entstehen. Auch bei Hautverletzungen im Mund und außerhalb des Mundes ist der Speichel eine schnell wirkende Arznei.

Übersäuerung läßt sich auch durch den Hauttest feststellen

Eine weitere Möglichkeit, den Grad der eigenen Übersäuerung zu testen, ist der Hauttest, der auf Dr. Renate Collier zurückgeht. Versuchen Sie zuerst am Handrücken, die Haut vom Unterhautbindegewebe abzuziehen. Sie werden feststellen, daß dies in den meisten Fällen problemlos vor sich geht und die Haut mit den eingelagerten Fettzellen leicht verschiebbar ist. Das ist aber nicht überall am Körper so.

Als nächstes greifen Sie sich eine Hautfalte am Unterarm, an Ober- und Unterseite des Oberarmes, an den Schultern, an verschiedenen Bauchstellen, in der Nierengegend, an der Hüfte, an diversen Stellen des Oberschenkels, am Knie, am Unterschenkel, am großen Zeh – kurz an allen möglichen Körperteilen. Sie werden sehen und fühlen, daß die Haut sich ganz unterschiedlich weit abheben läßt: manchmal leicht, manchmal kaum, manchmal gar nicht.

Zwischen leicht verschiebbarem Handrücken und gar nicht verschiebbarer Haut, oft am Oberschenkel (Zellulitis), gibt es verschiedene Grade der Übersäuerung. Gemeinsam ist ihnen die Aufquellung der kollagenen Fasern, die die Haut unbeweglich, starr, oberflächlich straff und gesund erscheinen läßt. In

Wirklichkeit ist sie aber azidotisch, das heißt übersäuert. Da dies nicht schmerzt, wird es kaum registriert. Nachteile bringt es eigentlich erst, wenn die Übersäuerung weiter fortschreitet und die Säuren nicht mehr in Lösung, sondern als Kristalle in Gelenken, Gefäßen, Muskeln, Bandscheiben, Bändern und Sehnen abgelagert werden.
Diese dritte Form der Übersäuerung läßt sich sehr wohl nachweisen und noch besser nachfühlen. Es treten **Schmerzen** aller Art auf wie Rheuma, Migräne, Rückenschmerzen, Angina pectoris, Arthrose, Tennisarm, Sehnenscheidenentzündung. Eigentlich ist jeder Schmerz nur in einem sauren Milieu möglich.
Daß es gar nicht so weit zu kommen bräuchte, das hat schon der Schweizer Zahnarzt Dr. Hugo Batt aufgezeigt. Er hat einen Symptomen-Katalog der Übersäuerung aufgestellt, auf den Renate Collier in ihrem Buch „Natürliche Ernährung in der modernen Welt“ zu sprechen kommt.

Stadien der Übersäuerung

Das 1. Stadium ist völlig harmlos. Sind wir sauer, so zeigt uns das der Körper durch beginnende Müdigkeit an, und wir sollten schlafen.
Ein kleines Kind, das müde ist, das sauer ist, beginnt zu quengeln, eventuell zu weinen oder zu schreien, und dann beginnt es, wo es steht und fällt, zu schlafen. Das ist die ganz natürliche Reaktion

auf die Botschaft des Körpers, sich in Ruhe von den angefallenen Säuren zu befreien.

Das 2. Stadium sieht schon anders aus:

- Gähnen
- Frieren, Untertemperatur
- Muskelzuckungen
- Knacken in den Gelenken
- Gefäßlabilität (Weißwerden der Finger u.a.)
- Nieskrampf
- gelegentliche Schlafstörungen
- morgendliches Einschlafen und Kribbeln an Armen, Beinen, Fingern und Zehen
- plötzliche Durchfälle
- vermehrt auftretende Angstträume.

Wie viele Menschen gehen mit diesen Symptomen zum Arzt. Sie fühlen sich einfach nur unwohl. Sie wissen, daß dies keine schlimme Krankheit ist, aber so ganz gesund fühlen sie sich auch nicht. Häufig dürfen sie mit der Diagnose „Vegetative Dystonie" und einem Rezept für irgendwelche Pillen wieder nach Hause gehen. Was ihnen niemand gesagt hat, ist, daß dies die ersten Anzeichen einer beginnenden Übersäuerung sind. Irgendwo wird ihr Körper mit den anfallenden Säuren nicht mehr fertig, es gelingt ihm nicht, sie in Ruhe wieder auszuleiten. Deswegen ist für Batt auch die beste Heilmethode: Bettruhe. Wer traut sich aber, das zuzugeben?

Unser Organismus schreit nach Hilfe

Im 3. Stadium ist es schon nicht mehr so einfach, wieder ins Gleichgewicht zu kommen. Die Symptome sind hier:
- ständige Schlaflosigkeit
- ständige Müdigkeit, leichte Erschöpfbarkeit
- rheumatische Erscheinungen
- Neigung zu Erkältungen, Infektionen, Entzündungen
- Nervosität, Reizbarkeit, Depressionen
- Angina
- Extraschläge des Herzens
- Empfindlichkeit gegenüber Alkohol, Nikotin, Kälte, Nässe
- Schwindel, Kopfschmerzen, Haarausfall, schlechtes Aussehen
- Stuhlverstopfung.

Und Professor Wendt führt zusätzlich an:
- Konzentrationsmangel
- Vergeßlichkeit
- Ohrgeräusche.

In diesem Stadium befinden sich viele von uns. Der Streß des Alltags läßt uns keinen Platz für Ruhe, Ausspannen, Erholung und Regeneration. Also wird weiter „gepowert“, wird weiter gearbeitet. Zum Überspielen der naturgemäßen Müdigkeit, dem Schlafbedürfnis, das uns anzeigt, daß der Körper die Säuren ausscheiden will, stopfen wir uns voll mit Süßigkeiten, Kaffee, Alkohol und anderem. Das geschieht solange, bis wir verstopft sind und der Organismus noch mehr um Hilfe schreit. Wir verstehen ihn aber nicht oder wir sind nicht bereit ihn zu verstehen.

Übersäuerungskrankheiten im 4. Stadium

Wenn wir nicht auf diese Signale hören, kommt es zum 4. Stadium. Dann treten Übersäuerungskrankheiten auf wie

- Allergien
- Rheumatismus
- Krebs
- Zahnfäule
- Arteriosklerose, Embolie, Thrombose
- postoperative Komplikationen
- Herzgefäßkrankheiten
- dermatologische und gynäkologische Erkrankungen
- ophthalmologische Affektionen (Augenkrankheiten)
- Nervenleiden
- Magen- und Zwölffingerdarmgeschwüre
- Nierenkrankheiten, Steinleiden
- Diabetes
- endokrine (Drüsen-)Störungen
- Durchblutungsstörungen
- Bluthochdruck.

Sie sehen, wie Sie sich selbst beobachten und wie Sie eine Übersäuerung an ihren Frühsymptomen erkennen können. Schauen wir jetzt, wie Sie sich vor einer Übersäuerung schützen können, oder, wenn Sie übersäuert sind, wie Sie sich davon befreien können.

Basische Kost schützt vor Übersäuerung

Aus dem vorher Gesagten ist ersichtlich, daß wir über die Ernährung einer Übersäuerung unseres Organismus gegensteuern können. So gibt es Mineralstoffe, die uns sauer machen, zum Beispiel Schwefel, Phosphor, Chlor, Fluor, Jod und Silizium. Und es gibt Mineralstoffe, die uns alkalisch oder basisch machen wie Magnesium, Kalium, Kalzium, Natrium und Eisen.

Darauf müssen wir in der Ernährung achten. Nun ist sauer nicht gleich sauer. Wir müssen unterscheiden zwischen dem, wie es schmeckt, und dem, welche Wirkung es in unserem Stoffwechsel erzielt. Kohlenhydrate und Fette bilden beim Stoffwechsel Essig- und Milchsäure, Eiweiße bilden Schwefel- und Phosphorsäure. Wir benötigen also ständig die basischen Substanzen, um die Säuren aus unserem Körper hinauszubefördern.

Bringen die Lebensmittel bereits einen Vorrat an Basen mit und entziehen dem Organismus nichts, dann leben wir in Harmonie. Essen wir vornehmlich Lebensmittel, welche mehr Basen benötigen, als

sie uns zuführen, müssen Depots angegriffen werden, und wir kommen mit der Zeit in eine Disharmonie.
Die Zitrone, die stark sauer schmeckt, ist ein Basenbildner. Ihre Säure ist eine organische, die schnell aufgespalten wird zu Kohlendioxyd, das ausgeatmet wird, und zu Wasser, das ausgeschieden wird. Übrig bleiben alkalische Substanzen, weshalb die Zitrone basenbildend ist.
Die Tafel Schokolade dagegen, die sehr süß schmeckt, ist ein Säurebildner. Beim Stoffwechsel hinterläßt sie Säuren. Deswegen ist es für uns wichtig zu wissen, welche Lebensmittel basenbildend, welche säurebildend sind.

Säure- und basenbildende Lebensmittel

Im allgemeinen läßt sich sagen, daß sämtliche Tiereiweiße und Tierfette säurebildend sind, mal stärker, mal schwächer. Auch das Getreide, gerade das vollwertige, ist ein Säurebildner, weshalb viele, die mit Schwung, Elan und voller Hoffnung auf die Vollwertkost umgestiegen sind, oft nicht von ihren Krankheiten befreit wurden.
Wohlgemerkt: ein gesunder Organismus wird es wohl schaffen, mit den anfallenden Säuren fertig zu werden (siehe das kleine Kind, das dann schläft, wenn es Bedarf nach Ruhe hat). Aber bei vielen von uns sind neben dem Streß und dem Überspielen der Körpersignale auch die Vererbung, die Veranla-

gung, die toxische oder geopathische Belastung mitverantwortlich dafür, daß der Stoffwechsel und damit die Entsäuerung nicht optimal funktionieren.
Gemüse und Obst werden als Basenbildner bezeichnet. Es gibt verschiedene Tabellen, welche den genauen Gehalt an basischen Mineralstoffen nach einem bestimmten Veraschungsverfahren aufzeigen. Diese Untersuchungen wurden bereits in den 20er Jahren von Ragnar Berg vorgenommen. Ich habe allerdings den Eindruck, es wurde immer fleißig von diesen Tabellen abgeschrieben und die Werte wurden ungeprüft übernommen.
In unserer modernen Zeit, da die Böden immer ärmer an Mineralstoffen sind, der Regen immer saurer wird, Kunstdünger die Pflanzen in die Höhe treibt, Herbizide und Pestizide Kahlschlag betreiben und Genmanipulationen alles in unvorstellbarer Weise verändern, ist die in den Tabellen angegebene Wertigkeit zweifelhaft. Deswegen möchte ich das auch nicht publizieren. Ich möchte Ihnen aber vorschlagen, wie Sie das Teilfasten praktizieren können. Sie sollten sich selbst dann ganz genau beobachten, ob es auch die gewünschte entsäuernde, entschlackende und entgiftende Wirkung bringt.

Zusammenfassung

- **Übersäuerung wird häufig nicht erkannt.**
- **Durch Selbstbeobachtung können Sie die Symptome einer Übersäuerung erkennen.**
- **Der pH-Wert sollte mehrmals täglich überprüft werden.**
- **Es ist normal, wenn der Morgenurin ins Saure verschoben ist.**
- **Nach einer basischen Mahlzeit sollte auch der Urin wieder basisch werden.**
- **Bei Übersäuerung braucht unser Organismus viel Ruhe und Schlaf: So kann er sich von den angefallenen Säuren wieder befreien.**
- **Basische Kost schützt vor Übersäuerung und fördert die Entsäuerung.**

Stufen der Ernährungsumstellung

Eine mögliche Ernährungsumstellung könnte wie folgt vor sich gehen:

1. Das strenge Teilfasten (1 Woche)

Das ist eine Ernährung, die nur reifes, unerhitztes, möglichst biologisch angebautes, unbestrahltes Obst und Gemüse sowie Salate, Kräuter, Pilze, Gekeimtes und die Avocado zuläßt.

2. Das erweiterte Teilfasten (1 Woche)

Bei dieser Ernährungsform kann man zusätzlich bißfeste Pellkartoffeln und (halbrohe) Gemüsesuppe essen.

3. Die basische Kost (1 Monat oder länger)

Das ist eine Ernährungsform, die aus frischem Salatgemüse, rohen und gekochten Gemüsen, Pellkartoffeln, Nüssen und reifem Obst mit einem unbegrenzten Anteil an kaltgepreßten Ölen oder unbehandelter Butter direkt vom Bauern besteht.

4. Die vollwertige Dauerernährung

Diese Kost sollte zu 80 Prozent aus Basenbildnern und zu 20 Prozent aus Säurebildnern bestehen. Der

Frischkostanteil sollte mindestens 30 Prozent, besser 50 Prozent betragen (bei Gesunden lebenslang möglich).
Bei Menschen, die schwer darmgeschädigt sind, empfiehlt sich manchmal die umgekehrte Reihenfolge, das heißt sie kommen über die Vollwertkost (dem Nachdenken über gesunde Ernährung) zur basischen Kost. Erst dann gelingt ihnen der Einstieg ins erweiterte Teilfasten. Ein strenges Teilfasten, nur mit Frischkost, ist in unseren Breitengraden leider nicht zu allen Jahreszeiten leicht durchführbar, aber erstrebenswert sollte es sein.

Genießen Sie Ihre Mahlzeiten!

Wer einmal bei Freunden und Bekannten oder im Restaurant eingeladen ist, der sollte meiner Ansicht nach das Essen genießen. Nichts ist schlimmer, als sich ständig Sorgen zu machen, ob man das Angebotene auch essen darf, ob es einem bekommt und ob man nicht lieber darauf verzichten sollte. Nach dem Motto, man soll die Feste feiern, wie sie fallen, ist es besser, sich über die Einladung zu freuen und einen schönen Abend zu genießen, als den ganzen Abend nur ängstlich in sich hineinzuhorchen.
Ihr Organismus dankt es Ihnen auch, wenn Sie die Regeln der **Hay'schen Trennkost** beachten. Bei dieser Kost unterscheiden wir Lebensmittel, die vorwiegend aus Kohlenhydraten bestehen, und Lebensmittel, die vorwiegend aus Eiweiß bestehen.

Dabei werden kohlenhydratreiche Nahrungsmittel wie Zucker, süßes Obst, Brot aus weißem oder Vollkornmehl, Kartoffeln, Reis, Nudeln oder getrocknete Hülsenfrüchte nicht mit eiweißreichen Nahrungsmitteln wie Fleisch, Milchprodukten und Fisch in einer Mahlzeit kombiniert. Saures Obst verträgt sich mit Eiweißmahlzeiten. Fette sowie fast alle Gemüse und Salate gelten als neutral und sind mit beidem jeweils kombinierbar.
Der Einwand, daß doch in jedem Lebensmittel praktisch sowohl Eiweiß wie Fett wie Kohlenhydrate vorkommen, stimmt. Aber es geht doch darum, daß zum Beispiel ein Stück Brot, obwohl es auch pflanzliches Eiweiß enthält, seine Hauptvorverdauung im Mund durch die Einwirkung des basischen Speichels und seiner Bestandteile erhält. Ein Stück Fleisch wiederum wird durch die sauren Magenabsonderungen zerlegt.

Die Trennkost entlastet den Verdauungsapparat

Bei verdauungsgestörten und stoffwechselgeschädigten Menschen ist ein möglichst geringes Durcheinander empfehlenswert. Dabei kann sich schon die Nahrungsaufnahme von zum Beispiel nur einer Eiweißart, also von nur Fleisch oder nur Fisch oder nur Käse, positiv auf die Verdauung auswirken.
Essen Sie ein Steak mit Gemüse oder Salaten, aber nicht mit Reis oder Kartoffeln. Wenn Sie Nudeln essen, dann mit Olivenöl und Knoblauch, aber

nicht mit Hackfleischsoße oder mit Käse überbacken. Mit dieser Trennkost soll einfach der Verdauungsapparat entlastet werden, vor allem die Bauchspeicheldrüse, die am meisten gefordert wird. Sie müssen sich aber am Anfang des Essens entscheiden, welche Richtung Sie wählen.
Die Hay'sche Trennkost war ursprünglich eine persönliche Erfahrungswissenschaft des amerikanischen Arztes Dr. Hay, der an einer Schrumpfniere litt und diese Krankheit mit der Trennkost, mit der Beachtung der „chemischen Nahrungsgesetze", ausheilte. Später wandte er diese Kost mit großem Erfolg auch bei anderen Krankheiten an.
Ich persönlich halte diese Kostform für sehr gut. Ich habe an mir selbst beobachten können, daß ich mich häufig instinktiv ähnlich verhalte. Auch bei meinen Kindern konnte ich sehen, daß sie viel lieber mal die Wurst ohne Brot, dafür Stunden später Brot allein gegessen haben. Ähnliche Beispiele gibt es genug.
In unserer überernährten und übersäuerten Welt reicht die Hay'sche Trennkost aber auf Dauer nicht aus. Deswegen empfehle ich auf lange Sicht, basische Heilkost zu essen, angereichert mit vom Instinkt und Appetit ausgesuchten natürlichen Lebensmitteln.

Fasten hilft nach Essens-„Sünden"

Wenn Sie einmal, wie so gesagt wird, „gesündigt" haben, dann betrachten Sie sich am nächsten und

übernächsten Tag liebevoll und doch kritisch im Spiegel: sehen Sie irgendwelche Veränderungen? Pickel, geschwollene Augenlider, graue Gesichtshaut? Sind Ihre Beine an den Innenseiten geschwollen, so daß sie beim Laufen aneinander reiben? Sind die Innenseiten Ihrer Knie teigig geschwollen oder verhärtet?
Wenn einige Symptome auf Sie zutreffen, verzichten Sie möglichst lange auf konzentrierte Nahrung. Teilfasten Sie, solange Sie irgendwie können. Damit meine ich, essen Sie die nächsten Stunden (oder den nächsten Tag) nichts Schwerverdauliches, sondern trinken Sie nur oder nehmen Sie wasserhaltiges, reifes Obst und Gemüse zu sich. So können sich die Speicher wieder leeren.
Wenn Sie keine Veränderungen bemerken, dann freuen Sie sich, dann ist Ihr Körper schon gut entgiftet, ihm gelingt aus eigener Kraft, mit Stoffwechselschlacken fertig zu werden, und Sie dürfen sich ähnliches mal wieder erlauben. Aber nicht jeden Tag!
Wie steht es nun mit all denen, die täglich in einer Kantine essen müssen? Ihnen empfehle ich eine vegetarische Kost mit einem hohen Frischkostanteil. Wenn das nicht möglich ist, initiieren Sie schleunigst etwas, daß sich an dem Kantinenessen etwas ändert! Sie werden merken, daß Sie nicht alleine dastehen und mit Ihren Veränderungswünschen manchem aus dem Herzen sprechen.
Wer darauf angewiesen ist, sich etwas zur Arbeit

mitzunehmen, der sollte Abschied nehmen von dick belegten Käse- oder Wurstbroten. Brot wirkt säurebildend, und Wurst und Käse erst recht. Wenn schon Brot, dann mit vegetarischem Brotaufstrich oder Gurken, Tomaten und ähnlichem. Reifes Obst ist immer geeignet, aber nicht jedermanns Sache. Kartoffeln schmecken kalt nicht. Aber vielleicht ein liebevoll angerichteter Salat. Über das Mittagstief helfen Bananen oder Trockenobst besser hinweg als die Tasse Kaffee.
Das Wissen, daß wir mit zunehmendem Alter immer weniger Nahrung benötigen, daß weniger zu essen viel gesünder und lebensverlängernder ist, sowie die Vorfreude auf die basische Mahlzeit zu Hause, mögen uns bei schwierigen Situationen im Alltag helfen.

Das Teilfasten

Das Teilfasten ist gekennzeichnet durch:
1. Völligen Verzicht auf Tiereiweiß
Dazu gehören sowohl Fleisch von Warmblütern und alle daraus hergestellten Produkte wie Schinken, Speck und Wurst als auch Fleisch von Kaltblütern wie Fisch und alle Meerestiere. Ebenfalls dazu gehören sämtliche Milchprodukte wie Quark, Joghurt, Kefir, Hart- und Weichkäse als auch Eier.
2. Verzicht auf Getreide und seine Produkte, auch auf Brot!

3. Verzicht auf fabrikatorisch hergestellte Nahrung: Dazu zählen zum Beispiel Eis, Schokolade, Vitaminsäfte, Fertiggerichte.

4. Verzicht auf Genußmittel wie Kaffee, Alkohol und Nikotin.

Wenn Sie Ihre bisherigen Ernährungsgewohnheiten betrachten, werden Sie erst einmal ganz entsetzt sein und fragen: Was darf ich denn dann überhaupt noch essen? (Noch viel.) Kann ich denn davon allein leben? (Ja.) Bin ich dann nicht unterversorgt? (Nein.) Habe ich dann nicht ständig Hunger? (Nein.) Und gelingt es mir überhaupt, mich umzustellen? (Das hängt von Ihnen ab.)

Das Angebot an Nahrungsmitteln oder besser gesagt an Lebensmitteln, die Sie essen dürfen, ist noch riesengroß: viele Früchte und Samen, alles reife Obst, Gemüse, Salate, frische Kräuter, gekeimte Samen und gekeimtes Getreide.

Viele, die sich über eine Ernährungsumstellung Gedanken machen, verzichten zuerst meist auf Fleisch und seine Produkte. Das ist sicher schon ein bemerkenswerter Entschluß, aber zum Entgiften und Entsäuern reicht er allein nicht aus. Auch Milchprodukte und Brot wirken – leider – säurebildend!

Teilfasten können Sie mal streng, mal weniger streng

Ich möchte hier ganz bewußt zwischen einer **Dauerernährung** und dem **Teilfasten** unterscheiden. Das

Teilfasten ist so angelegt, daß Sie mal eine ganz strenge, mal eine weniger strenge Phase der Ernährungseinschränkung praktizieren können. Als Dauerernährung wird Ihnen der Appetit nicht danach stehen. An die basische Kost werden sich aber alle Übersäuerten sehr wohl gewöhnen und sie auch als Dauerkost durchführen können. Wer noch ganz gesund ist, für den mag die Vollwertkost als Dauerkost die richtige sein.

Das strenge Teilfasten

Hierbei können Sie nach Herzenslust und Instinkt den ganzen Tag über knabbern: entweder reifes Obst oder frisches Gemüse. Wenn Sie etwas zu sich nehmen, dann nach Möglichkeit in Monoform, das heißt wenn Bananen, dann nur Bananen, wenn Äpfel, dann nur Äpfel, wenn Tomaten, dann nur Tomaten. Wichtig ist, daß sie gut einspeicheln und langsam essen.

Obst und Gemüse sollten aus biologischem Anbau oder aus dem eigenen Garten stammen

Mögliche Einwände gegen Bio-Kost kommen gerne, weil eine biologische Anbauweise beim Kauf kaum nachprüfbar ist und die zunehmende Luftverschmutzung auch Biogemüse nicht verschont. Las-

sen Sie Ihren Geruchssinn walten. Lassen Sie sich Kostproben geben: am Geschmack werden Sie es sicher merken. Wo keine Kostproben möglich sind, kaufen Sie erst nur eine kleine Menge und testen Sie diese. Ihr Geschmackssinn wird Ihnen weiterhelfen, vorausgesetzt, er ist unverdorben.
Biogemüse schmeckt kräftig, oft süß, und ist nicht so wässrig, fad und überzüchtet. Es ist teurer und – hoffentlich – ohne Giftrückstände. Denn wie können wir entgiften, wenn wir mit der Nahrung gleichzeitig wieder Gifte zuführen? Das sollte nach Möglichkeit vermieden werden!

Gemüse- und Obstfrüchte sollten reif sein

Was nützen uns die schönsten Erdbeeren oder andere Früchte, wenn sie unreif gepflückt sind und dann nicht diesen Mineralstoff- und Vitaminreichtum enthalten, den wir uns zur Entschlackung erhoffen. Wie kann dann die gewünschte Wirkung erzielt werden?
Daraus ergibt sich auch, daß die Früchte nach Möglichkeit aus heimischem Anbau stammen sollten. Es ist doch klar, daß Früchte, die auf eine lange Fahrt gehen müssen, nicht ganz reif geerntet werden können. Sie kämen ungenießbar an. Reife Früchte könnten nur per Flugzeug eingeflogen werden, was ökologisch unvertretbar ist. Eine andere Möglichkeit ist, den Reifeprozeß künstlich zu unterbrechen.

Kaufen Sie Obst und Gemüse, gewachsen auf natürlichem Boden

Von den holländischen Anbaumethoden sagt man, daß die Obst- und Gemüsefrüchte häufig in einer Nährlösung aufgezogen würden, sie hätten keinen Bodenkontakt mehr. Sicher läßt sich auf diese Weise ein Nährstoffmangel, zum Beispiel ein Selenmangel, schneller beheben. Aber wissen wir heute wirklich schon, was eine Pflanze alles aus dem Boden zieht? Und können wir das alles künstlich herstellen? Ich bezweifle das.

Kaufen Sie der Saison entsprechend ein

Wir können in unseren Läden praktisch zu jeder Jahreszeit alles kaufen: Weintrauben im Februar, Pflaumen im April, Aprikosen im Dezember. Ein echter Bedarf an den in Weintrauben typischen Inhaltsstoffen entsteht eigentlich kaum. Anstatt die Früchte in ihrem jahreszeitlichen Ablauf zu genießen, sind wir übersättigt und nicht mehr ausgehungert und gierig darauf. Am meisten fällt es mir bei den Kirschen auf, daß die Freude auf diese Saison meist sehr groß ist. Lohnt sich doch der Transport aus anderen Erdteilen – zum Glück – noch nicht.
Das soll nicht heißen, daß Sie nie Khakis oder Datteln oder frische Feigen, um nur wenige zu nennen, genießen dürfen. Aber das sind Früchte, die bei uns leider nicht wachsen, und sie sollten eben eine Be-

sonderheit bleiben. Bedenken Sie auch, daß die meisten außereuropäischen Früchte nur unreif geerntet werden können oder zum Abstoppen des Reifeprozesses bestrahlt werden.

Kaufen Sie nur unbestrahlte Lebensmittel

Beim Kauf unterscheidet sich eine bestrahlte Frucht in nichts von einer unbestrahlten. Auch unser Geruchssinn wird getäuscht: Was einer im Reifeprozeß unterbrochenen Frucht an Duft fehlt, kann künstlich mit Übersprühen nachgeholt werden. Ähnlich ist es bei den Genmanipulationen.
Hierbei gilt meine größte Sorge der Avocado. Ich habe diese Früchte in mein Entgiftungsprogramm miteinbezogen, weil die Avocado ein guter Lieferant von pflanzlichem Eiweiß ist, ein breites Spektrum an mehrfach ungesättigten Fettsäuren hat und sehr vitamin- und mineralstoffreich ist. Ich habe sie bisher immer mit großem Appetit gegessen und sie meistens so lange liegen lassen, bis sie sich leicht eindrücken ließ oder dunkle Stellen aufwies.
Leider scheinen heute viele Früchte bestrahlt in unser Land zu kommen oder auf dem Weg hierher mit Chemie bearbeitet zu werden. Sie reifen einfach nicht mehr wie früher nach. Sie liegen, ohne sich äußerlich zu verändern. Und wenn man glaubt, sie seien reif, und sie öffnet, hat ihr Inneres einen fauligen, ungenießbaren Geschmack angenommen. Die-

se Erscheinung konnte ich leider auch bei Ananas beobachten.

Kaufen Sie in Geschäften Ihres Vertrauens

Lassen Sie es sich notfalls vom Ladeninhaber bestätigen, daß die Lebensmittel garantiert unbehandelt sind. Wenn wir Verbraucher wollen, daß sich etwas ändert, müssen wir zum Ausdruck bringen, daß wir nicht wahllos alles essen, daß wir keine Müllschlukker sind, daß uns unsere Gesundheit wichtig ist.

Die praktische Durchführung des Teilfastens

Ich werde immer wieder nach Rezepten gefragt. Für das strenge Teilfasten gibt es keine Rezepte, wofür auch? Das Teilfasten ist **ähnlich einem Obsttag**, allerdings mit dem ganz großen Unterschied, daß Sie keine Mengenbegrenzung haben. **Sie können, wenn Sie wollen, den ganzen Tag über knabbern.** Nach 18 Uhr sollten Sie nur noch bei größtem Hunger etwas essen, denn die Ausscheidungsfunktionen werden sehr stark angeregt, und der Schlaf sollte vom nächtlichen Gang zur Toilette nicht zu oft unterbrochen werden.

Essen Sie Obst- und Gemüsefrüchte nach Möglichkeit ganz, auch die Schalen. Leider vertragen viele die Schalen nicht mehr, dann müssen Sie eben besonders gut und lange kauen beziehungsweise einspeicheln.

Vermeiden Sie saures Obst

Saures Obst ist natürlich auch basenbildend, aber bei dem großen Basendefizit, das die meisten haben, ist auch der Speichel defizitär. Das bedeutet, daß saures Obst den Zahnschmelz unverhältnismäßig stark angreifen kann, und Sie Schäden davontragen können. Ähnliches gilt für unreifes Obst. Rufen Sie sich bitte noch einmal ins Gedächtnis, was ich über den Stoffwechsel von Obst im Darm gesagt habe,

nämlich daß Obst Gärungsprozesse im Darm bilden kann, die uns übersäuern. Es ist also auch aus diesem Grunde Vorsicht geboten. Deswegen führt der Verzehr von unreifem, saurem Obst manchmal auch zu ziehenden Nervenschmerzen.
Erich Günter beschreibt in dem Buch „Lebendige Nahrung", wie er während seines jahrelangen Aufenthaltes in Florida als Rohköstler gerne Grapefruits aß. Wie erschreckt war er aber, als er feststellen mußte, daß sich seine Zähne auflösten und er Rheuma bekam. Nach dem Weglassen der sauren Früchte ging zwar das Rheuma zurück, die Zähne waren aber verloren.
Von daher besteht zu Recht die Frage, inwieweit es zu bestimmten Jahreszeiten überhaupt angebracht ist, Obst zu essen. Renate Collier wies nach, daß **Obstesser häufig einen azidotischen Rücken** haben, das heißt „Obstsäuren" lagern sich mit Vorliebe im Unterhautbindegewebe des Rückens und der Schultern ab. Die Haut läßt sich nur schwer vom Unterhautbindegewebe trennen, weil sich durch die abgelagerten Säuren ein gelotischer Zustand gebildet hat. Kein Wunder also, daß so viele über Verspannungen und Verkrampfungen im Schulter- und Rückenbereich klagen.

Gedörrte Früchte sind nicht erwünscht

Gedörrten Früchten fehlt der Wasserreichtum, weshalb ein starkes Durstgefühl entsteht. Es gibt allerdings eine strenge Form des Fastens, welche nur den Verzehr von Datteln und das Trinken von Wasser zuläßt. Nur bezweifle ich, daß damit die getrockneten Datteln gemeint sind, die wir bei uns in den Geschäften kaufen können.

Sollten Sie Datteln besonders mögen, und ich erinnere mich an eine Zeit, da ich Datteln pfundweise gegessen habe, dann achten Sie auf ausgereifte, ungespritzte, nicht mit Glukosesirup versüßte Früchte. Mir ist bekannt, daß sich ein Sohn von Guy Claude Burger die Mühe macht, nach Kalifornien zu fahren, um für „Orkos", ein Bio-Versandgeschäft in Frankreich, die Ernte, den Transport und die Verschiffung der Datteln zu kontrollieren.

Vorsicht auch vor anderen Trockenfrüchten, die geschwefelt sein können wie Rosinen, Aprikosen, Bananen, Äpfel, Ananas. Schwefel ist ein Vitamin B-Räuber und das können wir jetzt nicht gebrauchen!

Nicht nur bei Orkos, sondern auch bei anderen Firmen können Sie ungeschwefelte Früchte und vielleicht auch **Cassia** bestellen. Bei uns ist Cassia manchmal auch unter dem Namen „Manna" bekannt. Es ist eine längliche, dunkelbraune fingerdicke Frucht der Röhrenkassie, einer Sennesbaumart. Sie ist der Frucht des Johannesbrotbaumes zum Verwechseln ähnlich. Der Geschmack ist aber völlig anders. Die schwarze, klebrige Masse, die man von den dünnen Scheiben ablutschen kann, schmeckt süß, lakritzeähnlich.

In meiner ersten Auflage hatte ich empfohlen, jeweils morgens einige Scheiben dieser Frucht abzulutschen. „Ad libitum“, das heißt so viel Sie wollen. Wie Sie überhaupt immer so viel essen sollten, wie Sie wollen. Ein gesunder Organismus signalisiert uns, wann er wovon genug hat. Das funktioniert aber nur, wenn wir „mono“ essen, das heißt bei einer Frucht bleiben. Dann können wir feststellen, ob wir alles, was diese Frucht uns bieten kann, auch in genügender Quantität aufgenommen haben. Und wenn Sie zehn Bananen auf einmal essen!

Beachten Sie die Rhythmen Ihres Organismus

Dem Buch der Diamonds habe ich entnommen, daß es günstig ist, sich an bestimmte Rhythmen des Organismus zu halten:

- von vier Uhr früh bis 12 Uhr mittags: die Ausscheidungsphase
- von 12 Uhr mittags bis 20 Uhr abends: die Nahrungsaufnahme
- von 20 Uhr abends bis vier Uhr früh: der Stoffwechsel.

Daraus ergibt sich die Empfehlung, am Vormittag nur sehr Wasserhaltiges zu sich zu nehmen, zum Beispiel Melonen und andere Früchte. Sind diese nicht zu bekommen, so greifen Sie zu wasserreichem Gemüse wie Gurken und anderes. Auf jeden

Fall ist es günstig, die Ausscheidungsfunktion mit „gesundem Wasser“, das heißt Wasser, das die Natur uns in ihren „Produkten“ liefert, zu unterstützen.

Die Avocado: reich an Vitaminen, Fett und Eiweiß

Beim strengen Teilfasten haben wir neben den schnell resorbierbaren (verstoffwechselbaren) Früchten und Gemüsen nur die Avocado. Sie ist reich an Vitaminen und fett- und eiweißhaltig. Daher sorgt die Avocado, zusammen mit anderen Gemüsefrüchten gegessen, auch für eine längere Verweildauer der Nahrung im Magen. Sie wirkt also sättigend. Das machen wir uns für die Mittags- oder Abendmahlzeit zunutze. Hierbei können Sie je nach Lust und Laune alle möglichen Salate kombinieren, das Auge ißt schließlich mit. Dazu eine „Soße“ aus dem ausgehöhlten Avocadofleisch mit grünen Kräutern und vielleicht noch eine weitere Gemüsesorte, die unter der Erde gewachsen ist. Eine Kombination zusätzlich mit Obst empfiehlt sich nicht (Unverträglichkeiten!).
Vielen ist die Avocado unbekannt. Sie ist eine grüne, runde, manchmal birnenförmige Frucht, die leider bei uns nicht wächst. Sie wird also eingeführt und deswegen auch unreif geerntet. Sie sollten also immer auf Vorrat kaufen und solange mit dem Verzehr warten, bis sich die Schale ein wenig eindrükken läßt. Eine leichte Braunfärbung des sonst grün-

gelben Fruchtfleisches schadet normalerweise nicht. Es ist – ähnlich wie bei den Bananen – ein Reifezeichen.
Mir persönlich schmecken die dunklen Früchte mit der harten, rauhen Schale am besten. Wenn Sie bedenken, daß es einige hundert Sorten von Avocados gibt, von denen nur wenige bei uns eingeführt werden, haben Sie eine Vorstellung davon, was in unseren Breitengraden alles fehlt!

Nutzen Sie das reichhaltige Angebot an Salaten und Gemüse

Dennoch: haben Sie einmal überlegt, wie reichhaltig die Natur unseren Tisch deckt und was es so alles gibt?
Beginnen wir mit den **Salaten**, von denen es von Jahr zu Jahr neue Sorten bei uns gibt wie grüner/roter Blattsalat, Eissalat, Eisbergsalat, Endivien, Novitee, Chicoree, Feldsalat, Frisee, Blattsalat, Radicchio, Buttersalat und Kresse.
Dann die vielen anderen **Blattgemüse**, von denen sich viele als Salate verwenden lassen: Spinat, Mangold, Grün-, Weiß-, Rot-, Rosen- und Chinakohl, Wirsing.
Blüten-, Stengel- und Sprossengemüse wie Artischocken, Blumenkohl, Broccoli, Bleichsellerie, Fenchel, Kohlrabi, Spargel.
Eine Freude sind im Herbst die **Samengemüse** wie Melonen, grüne und gelbe Gurken, grüne und gelbe

Zucchini, alle Kürbissorten, Tomaten, grüne, gelbe, rote Paprika, Auberginen und Okra.
Denken Sie an die Fülle der **Wurzelgemüse** wie Karotten, Möhren, rote und gelbe Rüben, Steckrüben, Sellerie, Schwarzwurzeln, Pastinaken, weißer und roter Rettich, Radieschen, Meerrettich, Petersilienwurzeln und Kartoffeln.
Zum Schluß noch die **abführenden Zwiebelgemüse** wie Knoblauch, Porree (Lauch), Schalotten und Zwiebeln.
Ich habe hier ganz bewußt die Hülsenfrüchte ausgeklammert, da sie beim strengen Teilfasten, außer den grünen Erbsen, nicht verwendet werden.
Rosenkohl, Spargel und Artischocken hält Ragnar Berg für säurebildend. Albertine Hüni führt in ihrem Buch „Gesund durch bewußte Ernährung" noch Grünkohl, Erbsen und Zwiebeln als leicht säurebildend an. Probieren Sie es aus.
Ebenso sollten Sie die Kombination von Gemüsen ausprobieren, wie sie Ihnen am besten bekommt. Ich erwähnte schon, daß Sie im Prinzip alles essen können. Dennoch sollte es kein zu großes Durcheinander sein, sondern essen Sie von jeder Frucht solange, bis Sie genug von ihr haben. Dann wechseln Sie zur nächsten Frucht.
Manche meinen, daß die Früchte, die man im Garten nicht zu dicht nebeneinander pflanzen sollte, auch nicht gleichzeitig gegessen werden sollten. Zwiebeln vertragen sich zum Beispiel nicht mit Bohnen, Kohl oder Kartoffeln. Tomaten mögen kei-

ne Roten Rüben, Erbsen oder Blaukraut. Erbsen mögen auch keine Bohnen, und Petersilie gedeiht nicht beim Salat. Mehr dazu können Sie in Gartenbüchern lesen. Besser aber, Sie hören in sich hinein. Wenn Sie Appetit auf etwas hatten und es gut vertragen haben, dann besteht auch kein Grund, darüber zu grübeln, was wäre wenn ...
In meinem ersten Buch habe ich bereits die Kombination „über der Erde gewachsen, unter der Erde gewachsen und Blattgrün“ empfohlen. Ich muß sagen, damit bin ich bisher gut zurechtgekommen. Salat haben wir immer, die Kartoffel fast jedes Mal und ein weiteres, über der Erde gewachsenes Gemüse läßt sich schnell finden.

Pilze, Keimlinge, Kräuter, Wildkräuter und Gewürze

Weiterhin dürfen Sie Pilze einsetzen. Was für manche sehr ungewohnt sein mag, ist, die Pilze unerhitzt zu verzehren, zum Beispiel Austernpilze, Braunkappen, Champignons, Morcheln, Pfifferlinge, Steinpilze.
Vieles können wir keimen lassen, wie die Samen von Alfalfa, Rettich, Radieschen, den Hülsenfrüchten und Getreiden, die dann basisch wie Gemüse wirken und nicht wie säurebildendes Getreide!
Ist das nicht eine ganze Menge? Hätten Sie das je gedacht? Dazu kommen noch Wildkräuter wie

Brennesseln, Löwenzahn, Gänseblümchen, Spitzwegerich, Sauerampfer.
Gewürze und Kräuter sollten ebenfalls nur frisch verwendet werden, zum Beispiel Petersilie, Schnittlauch, das Grün der Frühlingszwiebeln, Basilikum, Salbei, Ysop, Estragon, Knoblauch, Bärlauch, Dill, Rosmarin, Majoran, Kresse und was es sonst noch so alles gibt. Lassen Sie bei der Auswahl Ihren Instinkt walten und probieren Sie, was Sie noch nicht kennen.

Essen Sie, worauf Sie Appetit haben

Sie können alles unerhitzt essen! Nun werden Sie sofort sagen, aber doch keinen Blumenkohl oder Kartoffeln und schon gar nicht Bohnen! Nun, ich unterstütze da voll und ganz die Instinktotherapie. Wenn Sie Appetit auf unerhitzte Kartoffeln haben, so essen Sie sie roh. Wenn Ihr Körper bestimmte Inhaltsstoffe daraus benötigt, dann mag er sie und verträgt sie auch. Wem unerhitzte Bohnen schmekken, der mag sie roh essen, trotz des Phasins, das normalerweise giftig ist. Beim Keimen wird das Phasin abgebaut, weshalb Ängstliche lieber Mungobohnensprossen essen sollten. Wem aber diese oder andere Keime und Sprossen nicht schmecken, sollte sich nicht damit quälen, sie zu essen.
Haben Sie sich erst einmal gereinigt, werden Sie sehen, daß Sie viel weniger Essen benötigen als vorher. Haben Sie anfangs riesige Portionen verschlun-

gen, so werden diese immer kleiner. Manche Menschen, die Sie ärgern wollen, meinen, es sei keine Kunst, weniger zu essen, wenn es nicht schmeckt! So ist es aber nicht. Was Sie heute mit Vergnügen essen, lehnen Sie morgen vielleicht ab. Ihr Organismus braucht es nicht mehr. Wenn Sie an einem Tag Bananen mit Vergnügen essen, so können Sie am nächsten Tag einen inneren Widerstand dagegen haben. Ihr Bedarf daran ist gedeckt. Und so sollte es auch sein. Deswegen ist ein Grundsatz des Teilfastens, sich satt zu essen, ohne an die Kalorienzahl zu denken.

Ausreichend trinken ist wichtig

Ganz wichtig ist, daß wir beim Entgiften genügend trinken. Je wasserhaltiger Ihre Nahrung ist, desto weniger Durstgefühl werden Sie haben. Deshalb empfehle ich, jeweils etwa 20 Minuten vor den „Mahlzeiten" den Magen mit ein bis zwei Glas Wasser auszuspülen. Während des Essens sollten Sie nicht trinken, damit die Verdauungssäfte nicht verdünnt werden und ihre Aufgabe besser erfüllen können. Auch nach dem Essen ist eine Trinkpause von mindestens 30 Minuten angesagt.
Beim Trinken zwischendurch empfehlen sich **basische Tees** wie Kamille, Pfefferminze, Zitronenmelisse und Fenchel. Malven- und Hagebuttentee hingegen sollen säurebildend sein! Besser sind **Quellwasser** und mineralarme Heilwässer.

Bei jedem Mineralwasser ist eine Analyse auf dem Etikett abgedruckt. Früher dachte ich, ein hoher Natriumwert sei negativ. Immer wieder wird Reklame gemacht für **natriumarme Getränke**. Heute weiß ich, daß es nicht allein auf den Natriumgehalt eines Wassers ankommt. Wichtiger ist, womit sich das Natrium verbindet. Sie sollten also ebenfalls auf den Chlorid-Gehalt (Cl^-) und den Hydrogencarbonatgehalt (HCO_3^-) achten. Mit beidem kann sich das Natrium verbinden. Entweder zu dem für manche mit Vorsicht zu genießenden Chlorid als NaCl, was Kochsalz ist und daher geschmacklich leicht auffällt, oder zum Natriumhydrogenkarbonat, das bei der Entwässerung hilft.

Schadet das Salz im Mineralwasser?

Ob Sie das Salz im Mineralwasser als störend oder angenehm empfinden, ist eine Frage Ihres Organismus, Ihres Instinktes. Die Tiere sind uns da mal wieder um einiges voraus. Sie wissen, wann und wieviel sie am Salzstein lecken müssen. So ähnlich sollte es auch beim Menschen sein. Wir sollten so weit kommen, uns auf unseren Instinkt verlassen zu können, wann wir wieviel Salz benötigen. Daß Salz nicht in jedem Fall schädlich ist, dürfte klar sein. Daß ein zu hoher Salzkonsum gerade bei Herz-Kreislauf-Erkrankungen wegen der möglichen Wasseransammlung im Gewebe schädlich sein kann, ist auch bekannt. Andererseits denke ich,

auch dieses unkontrollierte Nachsalzen vieler Zeitgenossen muß einen Grund haben. Sollte es an einer Störung der Natrium-Kalium-Pumpe der Zellen liegen?
Aus Amerika kommt die Empfehlung, **destilliertes Wasser** zu trinken. Dadurch sollen alte Mineralstoffablagerungen besser ausgeleitet werden. Das Wasser soll sie wie ein Schwamm aufsaugen und über die Nieren ausleiten. Mir liegt es nicht, dieses Wasser zu trinken. Ob da im Unterbewußtsein Ängste aus dem Chemieunterricht mitspielen, weiß ich nicht. Wir lernten, es sei schädlich, destilliertes Wasser zu trinken. Nun, viele Menschen in Amerika und jetzt auch in Deutschland scheinen zu beweisen, daß dem doch nicht so ist.

Abgekochtes Wasser fördert die Ausscheidungsfunktionen

Dennoch, mir persönlich sagt ein Rezept aus dem Ayur-Veda mehr zu, das in „Der Naturarzt" 7/92 vorgestellt wurde: man verwendet ein gutes Wasser, kein gechlortes Leitungswasser, läßt es mindestens zehn bis 15 Minuten kochen, damit die Kristalle ausflocken, füllt es in eine Thermosflasche und trinkt es portionsweise über den Tag verteilt. Am besten ist es, jede halbe Stunde nur wenige Schlucke zu nehmen. Dies soll eine sehr gute Wirkung auf die Ausscheidungsfunktionen unseres Körpers haben, wobei die Menge weniger wichtig ist, dafür aber die

Häufigkeit der Flüssigkeitsaufnahme über den Tag über verteilt. Bei schwachem Stoffwechsel wird als Zusatz ab und zu eine kleine Prise Ingwer empfohlen, was unter anderem auch die Mikrozirkulation reinigen soll.
Vor Jahren hätte ich es nicht für möglich gehalten, im eigenen Haushalt Quellwasser zu verwenden. Aber es war ein logischer Schritt in einer folgerichtigen Entwicklung: vom süßen Sprudel zu dem mit Süßstoff gesüßten Sprudel über den Sauersprudel zum Quellwasser. Vielleicht machen oder machten Sie eine ähnliche Entwicklung durch. Eine parallele Erscheinung könnte man bei Brotsorten (hell – dunkel – frisch geschrotet) oder Brotaufstrichen (Käse – Rohmilchkäse – Bauernbutter) oder ähnlichem aufzeigen.

Künstliche Süßstoffe soll man meiden

Immer wieder werde ich nach künstlichen Süßungsmitteln gefragt. Unser Organismus bekommt mit dem Zungenkontakt dessen, was wir essen oder trinken, eine Botschaft, in diesem Fall: süß. Damit beginnt die Bauchspeicheldrüse, sich auf die notwendige Gegenregulation einzustellen, das heißt sie schüttet vorsorglich Insulin aus. Insulin schützt vor einem zu hohen Blutzuckergehalt, der möglicherweise entstehen könnte, wenn wir „echte Süßigkeiten“ zu uns nehmen. Die Folge ist, der Blutzuckerspiegel sinkt, ohne daß Zucker ins Blut übergegangen wäre. Das wiederum bewirkt, daß der Körper „Hunger“ signalisiert, denn vor einer Unterzukkerung muß er sich ebenfalls schützen. Heißhungerattacken nach Getränken mit künstlichem Süßstoff können die Folge sein. Bei anderen Nahrungsmitteln fällt es oft nicht so stark auf, da sie meist zusätzliche Ballaststoffe zuführen. Wußten Sie, daß Süßstoff deswegen in der Schweinezucht als Mastmittel angewendet wird?

Wenn Sie beim Teilfasten wirklich mal einen enormen Heißhunger auf etwas Süßes verspüren, dann greifen Sie lieber zu natürlichem Süß in Form von Früchten oder, in diesem ganz konkreten Fall, greifen Sie auch zu Trockenfrüchten. Wenn Sie ganz langsam und bewußt kauen, hat der Körper genügend Zeit, den abgefallenen Blutzuckerspiegel – und darum handelt es sich meistens – in aller Ruhe wieder auf die Norm zu bringen. Nach dem Essen von Trockenfrüchten werden Sie aber wieder trinken müssen.

Leitungswasser ist meist nicht natürlich

Für Wasser gilt eben: ohne Wasser können wir nicht leben, es sei denn, wir ernähren uns nur von sehr wasserhaltigem Obst oder Gemüse. Beim Fasten und Teilfasten sollten wir jedoch die Ausscheidungsarbeit des Körpers mit Getränken unterstützen. Es ist bei uns kaum noch empfehlenswert, Leitungswasser zu trinken, das in manchen Großstädten den menschlichen Kreislauf schon bis zu siebenmal durchlaufen haben soll.

Früher hatte ich meinen Kindern für die Schule den Rat gegeben, wenn sie mal zwischendurch Durst hätten, einfach an den Wasserhahn zu gehen. Im allgemeinen konnte man das Wasser in unserer Gegend noch gut trinken. Nachdem mir aber nach dem Trinken von Leitungswasser selbst einmal schlecht geworden ist, unterlasse ich diesen Ratschlag lieber. Es gilt eben auch hier der Grundsatz Werner Kollaths: „Laßt die Nahrung so natürlich wie möglich." Leitungswasser ist nichts Natürliches. Die Frage ist auch, inwieweit das gechlorte Wasser unsere Darmschleimhaut schädigt.

Ich kann nur hoffen, daß die Quelle erhalten bleibt, aus der ich meinen Wasservorrat etwa alle vier Wochen hole. Das Wasser bleibt in den großen Glasflaschen selbst im Sommer wochenlang frisch und kostet (noch) keinen Pfennig. Die Gemeinde, auf deren Gebiet die Quelle sprudelt, läßt immer wieder Analysen vornehmen, so daß wir dort ganz beruhigt unser Wasser holen können. Öko-Freaks und Ausländer schätzen die Quelle besonders.

Die Empfehlung mancher Fastenärzte, drei bis vier Liter pro Tag zu trinken, halte ich für sehr hoch. Müssen doch die Nieren das alles auch bewältigen. Allgemein gilt aber schon: mehr trinken, damit die Giftstoffe hinausbefördert werden können. Wer wenig trinkt, hat viel häufiger unter Kopfschmerzen zu leiden. Einen großen Teil des für die Ausscheidung der Giftstoffe notwendigen Wassers erhalten wir über die wasserhaltige Ernährung. Wer das Bedürfnis nach viel Flüssigkeit hat, sollte dem nachgeben. Es ist häufig ein Zeichen dafür, daß viel auszuleiten ist. Aber wer wenig Durst hat, sollte sich nicht zu sehr damit quälen, viel trinken zu müssen.

Kaffee oder Schwarztee sind nicht zu empfehlen

Wenn Sie ganz ehrlich zu sich sind, werden Sie verstehen, daß Kaffee und Tee zu möglichem Suchtverhalten führen können, das heißt Sie brauchen sie immer wieder, ohne daß es Ihnen bewußt wird. Viele sagen am Anfang des Teilfastens, ohne meine Tasse Kaffee am Morgen oder am Nachmittag kann ich nicht leben. Wenn wir bedenken, wie müde wir uns oft gerade zu diesen Zeiten fühlen, ist dies verständlich. Wenn Sie sich aber gereinigt und entgiftet haben, benötigen Sie diese Aufputschmittel nicht mehr, es sei denn, Sie handeln permanent weiter gegen Ihre Natur!
Manche sind der Ansicht, ohne Kaffeegenuß keine Verdauung zu haben. Richtig: was schädlich ist, will der Körper möglichst schnell entfernen. Bei anderen überwiegt aber die darmverstopfende Wirkung. Sie sind in Ihrer Entscheidung frei. Ich möchte Ihnen aber Mut machen. Viele, die es nie für möglich hielten, auf Kaffee verzichten zu können, haben es geschafft, zumindestens während der Zeit des Teilfastens.

Manche, die beim Teilfasten unter starken Kopfschmerzen leiden, was häufig auf die starke Entgiftung zurückzuführen ist, benötigen „ihr Gift“, eine Tasse Kaffee, damit sie sich wieder wohl fühlen. Auch dafür habe ich Verständnis. Schleichen Sie sich langsam aus, reduzieren Sie Ihren Kaffee-Verbrauch Tag für Tag, das hilft.

Zusammenfassung

- **Das Teilfasten versorgt den Organismus mit allen lebenswichtigen Nahrungsmitteln.**
- **Beim Teilfasten gibt es keine Mengenbegrenzung der Nahrung und kein Kalorienzählen.**
- **Der gesunde Organismus signalisiert, wann er genug von welcher Nahrung hat.**
- **Kombinierte Mahlzeiten von Gemüse und Obst sind nicht zu empfehlen: Unverträglichkeiten!**
- **Alle Gemüsearten können unerhitzt gegessen werden – auch Kartoffeln, Blumenkohl oder Bohnen.**
- **Den Heißhunger auf Süßes stillen natürlich süße Früchte.**
- **Nach der Reinigung des Organismus durch das Teilfasten braucht man sehr viel weniger Essen als vorher.**
- **Auch der Verzicht auf Aufputschmittel wie Kaffee oder Schwarztee fällt nach dem Teilfasten leichter.**

Das erweiterte Teilfasten

Diese Ernährungsform ist eine Erweiterung des Obst- und Gemüseessens um ein Nahrungsmittel, das durch die Wärmeeinwirkung teilweise denaturiert wird: die Pellkartoffel.

Mangelerscheinungen treten nicht auf

Vom ernährungsphysiologischen Standpunkt aus kann das Essen von Obst, Gemüse, Avocado und Pellkartoffeln bereits als vollwertig bezeichnet werden. Es kann über längere Zeit eingehalten werden, ohne daß Mangelerscheinungen auftreten: sie sind mit Vitaminen, Mineralstoffen, Fetten, Kohlenhydraten und Eiweißen sowie vielen, bisher noch nicht entdeckten Stoffen aus dem Pflanzenreich ausreichend versorgt.

Für die ganz Besorgten stellt sich häufig die Frage nach der notwendigen Eiweißversorgung. So wie uns von der Werbung eingetrichtert wird: „Etwas Zucker braucht der Mensch", so kennen wir alle den Spruch: „Fleisch, ein Stück Lebenskraft." Wenn Sie wirklich länger als eine Woche das erweiterte Teilfasten durchführen möchten, so empfehle ich, bei der Gemüseauswahl auf die Kombination von Blattgemüse, Kartoffeln und einem weiteren, über der Erde gewachsenen Gemüse zu achten. Ansonsten wird Ihnen Ihr Körper Defizite signalisieren

und Ihnen sagen, wann es mit dem Teilfasten genug ist.
In Fastenkliniken wird es praktisch kaum anders gemacht. Es gibt Obst und Gemüse als Säfte ohne die festen Bestandteile. Ganz wichtig ist am Mittag die Kartoffelsuppe, bei der Kartoffeln mit Gemüsen lange gekocht und dann abgeseiht werden. Dabei passiert es schon, daß auch etwas von den festeren Bestandteilen mit in die Brühe kommt, sehr zur Freude der Patienten. Denn die etwas dickere Gemüsebrühe füllt den Magen und hält länger vor.
Anfangs werden es viele nicht gleich schaffen, nur frisches Obst oder Gemüse zu sich zu nehmen. Nach den Prinzipien der Verdauungsleukozytose müssen wir aber, sobald auch Erhitztes gegessen wird, am Anfang jeder Mahlzeit oder zumindestens gleichzeitig mit dem Erhitzten Unerhitztes zu uns nehmen. Falls es Ihnen schwer fällt, sich daran zu gewöhnen, besonders in der kalten Jahreszeit, greifen Sie zu einem kleinen Trick:

Kombinieren Sie Erhitztes mit Unerhitztem

Machen Sie sich eine Gemüsesuppe aus zerkleinertem Gemüse (unerhitzt) und einer zerdrückten Pellkartoffel (erhitzt). Gießen Sie mit nicht zu heißem Wasser auf oder stellen Sie die Suppe kurzfristig auf den warmen Herd. Beim Servieren verzieren Sie mit grünen Kräutern und genießen diese herrliche, basenreiche Suppe.

Auch eine Suppe aus Kartoffeln kann als Grundlage dienen, ansonsten wie gehabt: mit Kräutern abschmecken, mit unerhitztem Gemüse, wie Tomaten, verfeinern, vielleicht noch mit Gomasio, einer Mischung von Sesam und Meersalz abschmecken, und der Genuß kann beginnen. Nehmen Sie keine fertigen Gemüsebrühen, schon gar nicht, wenn sie Glutamat, einen sehr umstrittenen Geschmacksverstärker, enthalten.

Brot aus gekeimten Getreidekörnern

Viele Brotesser haben ungeheure Schwierigkeiten, längere Zeit auf Brot zu verzichten. Das verstehe ich gut und deswegen möchte ich Ihnen eine Hilfe nennen. Es gibt ein Brot, das **Essener-Brot,** das aus gekeimten Körnern hergestellt ist. Daher ist es nicht übersäuernd und darf deswegen – hin und wieder – gegessen werden. Sie lassen die Getreidekörner, am besten Dinkel, keimen. Zum Keimvorgang benötigen wir Wärme, Dunkelheit und Feuchtigkeit. Wir ahmen also nach, was in der Erde vor sich geht.
Sie können 200 Gramm Getreide über Nacht einweichen, am nächsten Morgen durch ein Sieb abgießen (das Wasser zum Blumengießen verwenden) und abgedunkelt und nicht zu kühl stehen lassen. Jeden Tag werden die Körner morgens und abends mit Wasser abgespült, damit sie gut feucht bleiben. An der Zahl der Körner, die keimen, können Sie die Qualität des Getreides ablesen. Von 100 Körnern

sollten rund 90 keimen. Wenn nicht, kaufen Sie das nächste Mal woanders ein. Bitte beachten Sie: wenn Sie etwas keimen, das grünen soll, also zum Beispiel Rettichsamen, dann bitte nicht abdunkeln!
Wenn die Keimlinge etwa fünf Millimeter lang geworden sind – sie sollten noch kein grünes Blatt angesetzt haben –, wird das Ganze durch einen Fleischwolf gedreht, was manchmal sehr mühsam ist. Auch eine Hand-Getreidemühle ist geeignet. Dann wird der Teig leicht gewürzt und mit Sonnenblumenöl geschmeidig gemacht. Daraus werden kleine Fladen geformt, die entweder bei 50 Grad Celsius im Backofen oder im Dörrapparat ausgetrocknet werden. Das ist eine gesunde, vertretbare Alternative für ganz hungrige Brotesser. Ich betone: der Effekt liegt in dem Keimvorgang (Abbau von Eiweißen) und der niedrigen Temperatur (Nachahmen von Sonnentrocknung). Die mühsame Herstellung allerdings erleichtert es Ihnen, schneller aufs Brot zu verzichten. Seit einiger Zeit gibt es in Naturkostläden diese Art von Brot unter dem Namen „Manna“ zu kaufen.
Im übrigen empfehle ich Ihnen, auf Ihren Instinkt zu hören – wenn Sie es schon gelernt haben –, und dann sollten Sie auch konsequent sein. Wenn Ihnen vormittags nach Obst zumute ist, dann wählen Sie aus diesem Bereich. Wenn Sie bis mittags gar nichts benötigen, auch recht. Wenn Sie mit Ihrer Familie am Tisch zusammen essen, dann wählen Sie aus

dem Angebot das, was in unser Programm paßt: Gemüse, Kartoffeln, Salat.

Köstliche Salatsaucen aus Avocados

Den Salat dürfen Sie anfangs auch etwas verfeinern. Dazu eignet sich am besten eine reife Avocado. Diese wird in der Mitte halbiert, mit einem Löffelchen ausgehöhlt und das Fruchtfleisch mit einer Gabel zerdrückt. Das Fruchtfleisch mit Salz, grünen Kräutern, Knoblauch oder Zitrone zu würzen, würde den Geschmack verfälschen und Ihren Instinkt fehlleiten. Dennoch ist dies eine gesündere Variante als eine Soße mit Essig und Öl.

Falls Ihr Körper die Avocado ablehnt, dann sollten Sie sie auch nicht essen. Der Fettanteil bei Avocados ist hoch, so daß bei Menschen mit Leberproblemen eine instinktive Ablehnung möglich ist.

Bei einem Kurs, den ich in einem Hotel gab, erfand der Koch jeden Tag eine neue köstliche Salatsoße auf Avocadogrundlage: entweder mit Meerrettich oder Banane, mal mit Rettich oder Apfel. Dies sind Hilfsmittel, die Sie anfangs schon einsetzen können, vor allem auch, wenn Sie noch weitere Familienmitglieder miteinbeziehen wollen. Darin liegt sowieso eine der Schwierigkeiten. Denn viele Frauen sagen mir, daß Sie gut und gerne eine Zeitlang nach diesen Empfehlungen leben könnten, aber die Ehemänner eben ohne ihr Stück Fleisch oder ohne die Soße zu den Kartoffeln oder ohne das belegte Brot nicht existieren können (wollen). Freuen Sie sich, wenn Sie in einer Gemeinschaft leben, wo man(n) Sie wenigstens nicht hindert, nach Ihren Vorstellungen zu leben und sich so zu ernähren, wie Sie das für richtig und gut empfinden.

Das Einfache, das Natürliche ist das Beste!

Das sollte immer Ihr Grundsatz sein. Sie können dabei tagtäglich problemlos von einer Form zur anderen wechseln: einen Tag das strenge Teilfasten praktizieren, den anderen Tag das erweiterte. Als grobe Richtschnur und als Einstieg in eine Ernährungsumstellung hatte ich Ihnen empfohlen:

1. eine Woche strenges Teilfasten
2. (mindestens) eine Woche erweitertes Teilfasten
3. einen Monat basische Kost.

Sie können aber auch die umgekehrte Reihenfolge wählen.
In den Ernährungsformen 1 bis 3 vermissen Sie zu Recht Milch und ihre Produkte. Wie steht es denn mit der Aussage von Ärzten, daß gerade im Alter zur Vermeidung von Osteoporose unbedingt täglich Kalzium in Form von Milch und Milchprodukten genossen werden muß?
Auch die Vollwertküche wird kaum auf Käse jedweder Art verzichten. Und häufig passiert es, daß Menschen, die auf vegetarische (fleischlose) Kost

umsteigen, zuerst einmal „in den Käse fallen“! Haben sich nicht ganze Völker nur von Fladenbrot und Milch ernährt? Warum sollte dieses, sogar in der Bibel erwähnte Lebensmittel (Das Land, in dem Milch und Honig fließen!) sogar schädlich oder ungenießbar sein?

Viele Menschen vertragen Milch und Milchprodukte nicht

Es mag Menschen geben, die Milch ausgezeichnet vertragen. Aber es gibt viele Menschen, die Milch und Milchprodukte nicht vertragen und dies gar nicht wissen. Sie kennen den Zusammenhang zwischen dem Verzehr dieser Lebensmittel und Allergien nicht. Sie wissen nichts über den Zusammenhang von Milch und Lymphstau oder Osteoporose. Anläßlich eines Vortrages in Zürich berichtete Harvey Diamond 1992 über eine Langzeitstudie in China, die in Zusammenarbeit mit Wissenschaftlern aus Oxford erstellt wurde. Dabei wurden 6500 Chinesen über einen Zeitraum von acht Jahren beobachtet. Das ist nur in einem Land möglich, wo die Menschen noch seßhaft sind und wo sie praktisch jeden Tag dasselbe essen.

Man stellte fest, daß die Chinesen nur sieben Prozent Tierprotein zu sich nehmen – im Gegensatz zu den Menschen in den zivilisierten Ländern, bei denen der Anteil an Tierprotein bis zu 70 Prozent beträgt. Weiterhin stellte man fest, daß Krankheiten wie Krebs, Osteoporose, Fettsucht, Diabetes und Herzerkrankungen praktisch nicht vorkommen. Ein Wort für Osteoporose existiert in der chinesischen Sprache nicht, weil es diese Krankheit bisher nicht gibt. Bei meinen Besuchen in China fiel mir auf, daß die Menschen dort wunderschöne Zähne und Haare haben, daß aber in den Geschäften keine Milch und Milchprodukte zu kaufen sind, es sei denn in ausländischen.

Wir brauchen keine artfremde Milch, wenn wir dem Säuglingsalter entwachsen sind. Wahrscheinlich werden oft sogar im Säuglingsalter durch die artfremde Milch die Grundsteine gelegt für spätere Krankheiten. Während die Muttermilch ideal für den Säugling zusammengesetzt und bekömmlich ist, gilt dies bei der Kuhmilch natürlich nur für das Kälbchen. Ein Säugling bekommt mit der Kuhmilch dreimal soviel Eiweiß und Mineralsalze, was nicht ohne Wirkung auf seine Entwicklung bleibt. Schlimmer noch ist es, wenn Kinder auf den Milchverzehr mit Milchschorf reagieren, einem deutlichen Zeichen der Unverträglichkeit, aber dennoch weiter zum Verzehr (unbewußt) gezwungen werden. Ob Milch von gesunden Kühen auf gesunden Wiesen – ohne schockartige Kühlung, ohne Restsubstanzen von Reinigungsmitteln in den Transportwagen, ohne Pasteurisierung oder Homogenisierung –, in geringen Maßen genossen, nicht doch gesund ist, sei dahingestellt. Nur: wo gibt es solche Milch noch?

Milchprodukte verhindern die Entsäuerung, Entwässerung und Entgiftung

Solange Sie noch Milchprodukte essen, **werden Sie nicht entsäuern**, denn Milchprodukte enthalten zwar zum Beispiel das zum Entsäuern notwendige Kalzium, benötigen es aber gleichzeitig, um die bei der Verarbeitung der Milchprodukte im Stoffwechsel anfallenden Säureprodukte auszuleiten.

Sie werden nicht entwässern, denn der Organismus muß überschüssige Säuren in Lösung halten, falls es ihm nicht gelingt, sie auszuscheiden.

Sie werden nicht entgiften, denn die Milch ist bei vielen ein Feind der Lymphe, besonders bei denen, die als Kinder schon unter Milchschorf, später unter geschwollenen Mandeln litten (was fälschlicherweise häufig als Angina diagnostiziert wird). Auch jene Menschen sind betroffen, denen später der Blinddarm entfernt wurde oder die andere lymphatische Schäden zeigen.

Sie werden weder abnehmen, noch die angestaute Lymphe reinigen, noch Gifte ausscheiden können.

Als ich begann, mich für eine gesunde Ernährung zu interessieren, ging ich auf die Suche nach „gesundem Käse“, also nach nicht pasteurisiertem Rohmilchkäse wie Emmentaler, Bergkäse, Appenzeller, Gruyerzer – die Schweiz ist so reich daran! Aber es waren Scheinerfolge. Sie werden es sehen, echte Erfolge haben Sie erst, wenn Sie auch darin konsequent sind. Und darin liegt auch der Erfolg oder

Mißerfolg. Er ist völlig in Ihre Verantwortung gestellt. Sie müssen sich beobachten, sie müssen sich kontrollieren. In Ihren Händen liegt Gesundheit, nicht in denen Ihres Arztes. Denn: **Sie tragen die Verantwortung!**

Wie viele von uns sind es gewohnt, mit dem Krankenschein auch die Verantwortung in der Arztpraxis abzugeben. Besinnen Sie sich wieder darauf: Sie sind für sich selbst verantwortlich, der Arzt unterstützt, die Natur heilt: „medicus curat, natura sanat."

Getreide kann die Übersäuerung verstärken

Was ich für die Milch gesagt habe, gilt leider auch für das Getreide, besonders für den Weizen. Auch hier scheinen Stoffwechselvorgänge abzulaufen, die uns heute vielleicht noch nicht bis in alle Einzelheiten bekannt sind. Aber auffällig ist:

- Viele Menschen haben große Schwierigkeiten, vom Brot wegzukommen oder bekommen immer wieder Heißhungerattacken danach.
- Es gibt nicht nur eine Fleisch-Gicht, sondern auch eine Brot-Gicht.
- Die Weizenallergien sollen heute die Milcheiweißallergien bereits überflügelt haben.

Karl O. Glaesel war einer der ersten, der durch seine Schrift „Ist Vollwertkost immer vollwertig?" darauf aufmerksam machte, daß das Getreide säurebildend wirkt und von daher, im Übermaß genossen,

unserem Organismus schaden kann. Der UGB-Kongreß 1991 zum „Säure-Basen-Haushalt" stellte richtig, daß **Vollwertkost** nicht **Vollkornkost** bedeutet. Das wird von vielen Menschen, die auf Vollwertkost umsteigen, falsch verstanden. Sie wundern sich dann nur, daß sich ihre Krankheiten nicht bessern. Wenn es sich dazu noch um Krankheiten handelt, die nicht als Säurekrankheiten erkannt wurden, besteht die Gefahr, daß sie sich verschlimmern.
In einer Gesellschaft, in der die Ein-Personen-Haushalte immer mehr zunehmen, ist es so bequem, sich morgens von Müsli, mittags von Obst und abends von Vollkornbrotschnitten zu ernähren. Dies sind alles Mahlzeiten, die bei entsprechender Disposition die Übersäuerung verstärken.
Für Menschen, die noch große Umstellungsschwierigkeiten haben, die noch sehr an der herkömmlichen Ernährungsweise festhalten – aus welchen Gründen auch immer –, empfehle ich in Anlehnung an die von Professor Wendt vorgeschlagene Form des Eiweißfastens:

- **jeden Tag eine Mahlzeit mit nur basischer Kost**
- **jede Woche einen Tag mit nur basischer Kost**
- **jeden Monat eine Woche mit nur basischer Kost**
- **jedes Jahr einen Monat mit nur basischer Kost.**

Rezeptbücher können Ihnen möglicherweise weiterhelfen: Ernst Günter, „Lebendige Gesundheit", Selbstverlag Thöringen, Schweiz.

Wolfgang Spiller, Hubert Hohler, „Vegane Rohkost“, Verlag „Natürlich und gesund“, Stuttgart.
G. Friebel-Röhring, E. Wellmann, „Wer ist der Gesundheitskiller Nr. 1?“, Ariane Verlag, Königstein.
Wenn Sie mal Ihren Instinkt geweckt haben, benötigen Sie keine Rezeptbücher mehr.

Zusammenfassung

- **Das Pflanzenreich stellt nicht nur ausreichend Vitamine, Mineralstoffe und Kohlenhydrate zur Verfügung, sondern auch Fette und Eiweiß.**
- **Basenreiche Suppen, zum Beispiel aus unerhitztem Gemüse und zerdrückten Pellkartoffeln, sind ein köstlicher, gesunder Genuß.**
- **Brot aus gekeimten Körnern wirkt nicht übersäuernd.**
- **In China werden kaum Milchprodukte verzehrt, und dennoch ist dort die Osteoporose praktisch nicht bekannt.**
- **Vollwertkost bedeutet nicht Vollkornkost.**

Die basische Kost

Die basische Kost ist rein basisch. Aufgrund ihres Basenreichtums ermöglicht sie dem Organismus, sich von ab- oder zwischengelagerten Säuren zu befreien. Unter abgelagerten Säuren verstehe ich unter anderem Harnsäurekristalle, wie sie sich zum Beispiel bei der Kirlianfotografie als Punkte im Fußballen darstellen. Unter zwischengelagerten Säuren verstehe ich zum Beispiel die aufgequollenen kollagenen Fasern, die azidophil sind, das heißt sie verbinden sich gerne mit Säuren.

Daß nicht nur die basische Ernährung, sondern auch die richtige Atmung und Bewegung sowie eine gesunde Lebensführung den Entsäuerungsprozeß unterstützen, muß hier der Vollständigkeit halber erwähnt werden. Auf diesen Zusammenhang gehe ich in späteren Kapiteln ein.

Die angegebenen Basen- und Säurewerte stimmen oft nicht

In der Literatur tauchen immer wieder Tabellen auf, welche bestimmte Werte für den Säure- beziehungsweise Basengehalt eines Lebensmittels angeben. Dabei kann man verallgemeinernd sagen: Wegen seines Mineralstoffreichtums wirkt Gemüse im allgemeinen basenbildend. Alle Sprossengemüse wie

Rosenkohl, Artischocken und Spargel sollen hingegen zu den Säurebildnern gehören. Ob die angebenen Werte stimmen, wage ich zu bezweifeln. Meistens gehen sie zurück auf Untersuchungen von Ragnar Berg zu Anfang unseres Jahrhunderts. Seitdem hat sich aber so vieles bei uns verändert: beispielsweise sind die Böden mineralstoffärmer geworden und der Regen wurde sauer. Es sind also berechtigte Zweifel angesagt.

Spinat, Löwenzahn, Kohlrabiblätter, schwarzer Rettich, Karotten, Kartoffeln, Sellerie sowie Rote Bete zählen zu den **basischen Spitzenreitern**. Beim Obst ist es die Melone.

Mit größter Vorsicht sind meiner Ansicht nach jene Werte anzusehen, die für die Obstsorten angegeben werden. Vor allem, wenn es sich um gekauftes Obst handelt, das nicht aus dem eigenen oder kontrolliert ökologischen Anbau kommt.

Berücksichtigen wir zudem die Restbestände von Spritzmitteln und die Überdüngung und bedenken wir auch, daß viele Eingriffe wie Bestrahlungen nicht sichtbar sind, so muß ich heute leider vor einem unkontrollierten, ungezügelten Obstverzehr warnen. Leider hilft uns unser Instinkt in diesem Fall nicht weiter, weil er seit Jahrtausenden nur auf unveränderte Lebensmittel programmiert ist.

Sie können durch Ihre Nachfrage nach unbehandeltem Obst dazu beitragen, daß wieder auf Verbraucherwünsche eingegangen wird – sofern wir es nicht mit gewissenlosen Anbietern zu tun haben, die um des Gewinnes wegen die Unwahrheit sagen.

Wenn Sie Gemüse erhitzen, dann nur im Dampf, aber nicht im Dampfdrucktopf, weil dabei zu hohe Temperaturen entstehen.
Im Wasser erhitztes Gemüse gibt seinen Basenreichtum an das Wasser ab und wirkt leicht säurebildend. Wenn Sie Gemüse im Wasser kochen, nie das Kochwasser wegschütten, da sind die basischen Mineralstoffe drin!
Verwenden Sie besser zum Erhitzen von Gemüse einen Topf, in den Sie ein Sieb mit Füßchen stellen. Geben Sie zum Erhitzen nur so viel Wasser in den Topf, daß es den Boden des Siebes berührt. Dann liegt das Gemüse nicht im Wasser, und die basischen Bestandteile bleiben drin. Sollte das Wasser schnell verdampfen, kann während des Kochvorganges sicherheitshalber Wasser nachgegossen werden. Ähnlich ist das Kochen mit Bambus-Sieben, die ebenfalls in den mit wenig Wasser bedeckten Topf gestellt werden. Der Vorteil hierbei ist, daß Kartoffeln und Gemüse jeweils ihr eigenes Sieb haben und gleichzeitig ein typischer Eigengeschmack entsteht.
Ein anderes, leider noch recht teures Verfahren, ist das Kochen in AMC- und anderen Edelstahltöpfen mit Sandwichboden, in denen man kein Wasser benötigt.

Die basische Kost erlaubt naturbelassene Fette

Im Gegensatz zum erweiterten Teilfasten, das nur die Verwendung von Avocados zuläßt, sind bei der basischen Kost naturbelassene Fette erlaubt. Fett soll sich im Organismus (fast) neutral verhalten, es wirkt also weder säure- noch basenbildend. Das können aber nur naturbelassene Fette. Je stärker Fette beeinflußt und verändert sind, desto stärker wirken sie säurebildend. Die Naturbelassenheit ist ein Kapitel für sich, denn dafür gibt es noch keine strengen Vorschriften.

Butter kann man kaum noch naturbelassen kaufen, und wenn, dann eigentlich nur verbotener Weise und unter der Hand auf dem Markt. Laut EG-Gesetz muß alles, was verkauft wird, zumindestens pasteurisiert, das heißt auf etwa 70 Grad Celsius erhitzt werden. Was früher unter Sauerrahmbutter verstanden wurde, gibt es heute nicht mehr. Mildgesäuert heißt das Zauberwort. Der natürliche Säuerungsprozeß dauert in einer am Gewinn orientierten Wirtschaft zu lange.

Margarinesorten sind aufgrund des starken Eingriffes bei der Herstellung nicht als naturbelassen zu verstehen.

Selbst naturbelassene **Öle** sind mit Mißtrauen zu betrachten, da sich die Angaben auf dem Etikett – „naturbelassen“ oder „kaltgepreßt“ oder „Erste Pressung“ – nicht zwangsläufig auf den Gesamtinhalt beziehen.

Ölkauf ist zur Vertrauenssache geworden

Ich empfehle Ihnen, Ihr Öl in einer Ölmühle zu kaufen, bei der Sie die Gewißheit haben, daß

- der Ölpreßvorgang unter 60 Grad Celsius erfolgt
- die Rückstandsfreiheit des Preßgutes garantiert wird
- der gesamte Inhalt diesen Anforderungen entspricht.

Das habe ich bisher nur bei einer Ölmühle gefunden. Es werden dort auch andere Öle verkauft, von denen ein Liter so viel kostet wie ein viertel Liter von den naturbelassenen. Sie sind also bedeutend teurer, aber diese Investition lohnt sich.

Ohne Fette können wir nicht leben. Nicht nur, daß sie die fettlöslichen Vitamine A, D, E und K liefern, sondern sie enthalten auch mehrfach ungesättigte Fettsäuren, die von unserem Körper nicht hergestellt werden. Dabei sind die pflanzlichen Fette den tierischen überlegen. Auch sind sie leichter vom Darm aufzunehmen. Sie enthalten kein Cholesterin, dessen äußerliche Zufuhr meist unnötig ist, da der Organismus Cholesterin als lebensnotwendigen Baustein selbst herstellen kann. Insofern hat sich auch das Verbot, zum Beispiel keine Butter bei erhöhten Cholesterinwerten zu essen, als sinnlos erwiesen.

Mehrfach ungesättigte Fettsäuren müssen mit der Nahrung zugeführt werden

Die mehrfach ungesättigten Fettsäuren sind deshalb so wichtig für uns, da wir sie nicht alle selbst im Organismus bilden können: sie müssen uns mit der Nahrung zugeführt werden. Aufgrund ihrer Eigenschaften sind sie sehr reaktionsfreudig und können unter anderem auch mit Eiweißen eine Verbindung eingehen. Ihre Funktion ist sicher nicht bis in alle Einzelheiten erforscht.
Ich war sehr überrascht, neulich von einer Ernährungsempfehlung bei einer bestimmten Krankheit zu lesen, wo ausdrücklich vor mehrfach ungesättigten Fettsäuren gewarnt wurde. Leider war es mir noch nicht möglich, nähere Einzelheiten darüber zu erfahren. Sollte doch etwas dran sein an der Theorie, daß diese Fette erst über den Milchbrustgang geschickt werden müssen, um entgiftet zu werden?

Generell läßt sich sagen: ohne Fette können wir nicht leben. Wir brauchen die fettlöslichen Vitamine, weshalb auch alle Diäten, die das Fett im allgemeinen ablehnen, äußerst schädlich für den Gesamtorganismus sind.

Wir benötigen aber keine Tierfette, keine erhitzten, keine umgeesterten (gehärteten), keine künstlichen Fette. Was wir brauchen sind unveränderte, naturbelassene Fette, am besten aus dem Pflanzenreich.

Naturbelassene Öle schmecken nach ihrer Ursubstanz

Denken Sie bitte daran, ein naturbelassenes Öl muß nach der Frucht schmecken, aus der es hergestellt ist. Betrachten wir einmal das so oft gelobte Distelöl: sie würden es niemals verwenden, wenn es nicht entschleimt, desodoriert, entsäuert oder sonst wie behandelt wäre. Vertrauen Sie auf die Früchte, welche sonnengereift zur Ölgewinnung geerntet werden: Sonnenblumen, Oliven, Leinsamen, Mohn, Mandeln, Walnüsse, Sesam- oder Kürbiskerne. Ein gutes Öl schmeckt und riecht nach seiner Ursubstanz.

Eine wertvolle Eigenschaft der ungesättigten Fettsäuren ist ihre Reaktionsfähigkeit mit Sauerstoff. Deswegen begünstigen sie auch die Sauerstoffverwertung in unserem Organismus. Deswegen reagieren sie beim täglichen Verzehr leider aber auch sehr leicht mit dem Luftsauerstoff außerhalb von unserem Organismus. Sie sollten daher nur Öle verwenden, die in dunklen Flaschen (Lichtempfindlichkeit!) fest verschlossen und zum alsbaldigen Verbrauch bestimmt sind. Selbst Dosen sind nicht optimal, da auch hier nach dem Öffnen chemische Reaktionen mit dem Metall auftreten können (gleich umfüllen!). Naturbelassene Öle erkennen Sie auch daran, daß sie keinen klebrigen Fettfilm auf dem Geschirr hinterlassen. Sie lassen sich mit heißem Wasser ohne Zusatz von Spülmitteln leicht entfernen. Sollte mal ein Fett-Tropfen auf die Kleidung kommen, so verflüchtigt er sich an Luft und Sonne von alleine wieder und muß nicht mühsam ausgewaschen oder chemisch entfernt werden.

Naturbelassene Öle sollten nicht erhitzt werden

Naturbelassene Öle sind viel zu schade, als daß sie mit Hitze, ihrem größten Feind, in Berührung kommen sollten (einzige Ausnahme bildet das Olivenöl!). Daher sollten Sie auch an erhitztes Gemüse das Öl immer erst auf dem Teller dazugeben, wie es uns schon unsere Vorfahren lehrten: sie gaben zu den Karotten beim Servieren stets ein Stückchen Butter.

Das Leinöl hat das beste Spektrum an mehrfach ungesättigten Fettsäuren: es besitzt noch die Linolensäure, eine dreifach ungesättigte, das heißt sehr reaktionsbereite Fettsäure. Auch das wußten unsere Vorfahren schon, war doch „Leinöl mit Quark" ein beliebtes Essen.

Meiner Ansicht nach haben wir es verlernt, den Eigengeschmack der Öle zu schätzen, weshalb den meisten Menschen ein geschmackneutrales Öl am liebsten ist. Je länger Sie sich mit einer gesunden Ernährung beschäftigen, desto wichtiger wird Ihnen ein gutes Öl werden. Und desto schneller werden Sie „Ihr" Öl erkennen, jenes Öl, das für den Augenblick auf die Bedürfnisse Ihres Organismus zugeschnitten ist.

Auch naturbelassene Samen enthalten gesunde Fette

Sie können Fette auch in Form von naturbelassenen Samen zu sich nehmen. Alle vorher genannten Samen sind bei uns auch unbehandelt zu bekommen. Vorsicht vor Erdnüssen! Sie sind keine Nüsse, sondern gehören zu den Hülsenfrüchten und sind säurebildend. Außerdem kommen sie bei uns nur „wärmebehandelt" auf den Markt – ein moderner Ausdruck für die Abtötung der Lebendigkeit, des Lebens mit Hilfe von hohen Temperaturen. Das ist gesetzliche Vorschrift, da Erdnüsse leicht von Schimmelpilz befallen werden.

Auch bei Mandeln kann man es leider erleben, daß die naturbelassenen Samen, die im Frühjahr nicht verkauft wurden, wärmestabilisiert werden. Auf diese Weise wird der natürliche Prozeß des Ranzigwerdens unterbunden, und das Erzeugnis läßt sich unbeschränkt weiterverkaufen. Die Mandeln sind nicht mehr naturbelassen, was jedoch nicht ausdrücklich vermerkt ist. Meist steht dann auf der Packung: „zum Backen und Kochen", denn dazu ist Naturbelassenheit nicht notwendig.

Aus diesem Grund sollten Sie auch nie zerkleinerte Samen, zum Beispiel geriebene Haselnüsse, kaufen. Die darin enthaltenen ungesättigten Fettsäuren würden normalerweise mit dem Luftsauerstoff oxidieren, das heißt sie würden bald ranzig schmecken. Um das zu verhindern, werden sie stabilisiert, folglich wärmebehandelt.

Sonnenblumenkerne und Mandeln lassen sich auch sehr gut als Eiweißspender einsetzen. Es empfiehlt sich, die Samen vor dem Verzehr in Wasser einzuweichen. Dabei quellen sie nicht nur auf und entziehen dem Organismus bei der Verarbeitung im Stoffwechsel nicht so viel Wasser. Es werden vielmehr auch Stoffe abgebaut, die die Keimung der Samen verhindern und für uns schädlich sind.
Nüsse sind wegen Ihres Eiweißreichtums ebenfalls Säurebildner. Deshalb ist auch hier Vorsicht geboten, besonders wenn man noch übersäuert ist.

Zusammenfassung

- **Basische Kost befreit von ab- oder zwischengelagerten Säuren.**
- **Gemüse wirkt im allgemeinen basenbildend.**
- **Basische Spitzenreiter sind: Spinat, Löwenzahn, Kohlrabiblätter, schwarzer Rettich, Kartoffeln, Sellerie, Rote Bete.**
- **Nur unbehandeltes Obst und Gemüse, gewachsen auf natürlichen Böden, enthalten wertvolle Inhaltsstoffe.**
- **Gemüse sollte stets nur im Dampf erhitzt werden.**
- **Beim Kochen von Gemüse im Wasser gehen die basischen Mineralstoffe ins Kochwasser über. Das Kochwasser also nie wegschütten!**
- **Jede Diät, die Fette im allgemeinen ablehnt, ist schädlich für den Organismus.**
- **Wichtig für unsere Gesundheit sind unveränderte, naturbelassene Fette, am besten aus dem Pflanzenreich.**

Die körperliche Reinigung

Bei allen Fastenkuren wird empfohlen, am Anfang und dann meist auch jeden zweiten Tag für eine Stuhlentleerung zu sorgen. Da dies beim Fasten meist nicht von alleine geht, werden die verschiedensten Hilfsmittel empfohlen: Einläufe, Abführtees, Passage-Salze oder ähnliches.

Täglicher Stuhlgang ist nicht gleichbedeutend mit Darmgesundheit

Viele Leute sagen, sie hätten eine gute Verdauung, und meinen damit, daß sie täglich Stuhlgang haben. Was sie dabei meistens nicht beachten, ist die Verweildauer der aufgenommenen Nahrung im Körper. Das habe ich im Kapitel über den Darm geschrieben, möchte Sie aber nochmals darauf hinweisen.

Gerade bei Reinigungskuren ist die „Endreinigung", der tägliche Stuhlgang von besonderer Wichtigkeit. Mit Hilfe des „Rote-Bete-Testes" läßt sich sehr schnell die Passagezeit, die Verweildauer einer aufgenommenen Nahrung im Körper, feststellen. Es kann sein, daß Sie täglich Stuhlgang haben, die Rote Bete aber erst nach drei Tagen erscheint. Das bedeutet: Ihr Darm ist nicht gesund, Ihre Verdauungskraft ist schwach. Ein täglicher Stuhlgang

reicht also zur Beurteilung der Darmgesundheit nicht aus.
Wenn Ihr Darmtest gezeigt hat, daß die Passage nur einen Tag benötigt, ist eine zusätzliche Reizung des Darmes nicht unbedingt erforderlich. Wer das Bedürfnis hat, das Teilfasten mit einem äußerlichen und innerlichen Zeichen zu beginnen, der kann eine künstliche Darmentleerung herbeiführen. Wer allerdings sehr unter Verstopfung leidet, einer scheinbaren oder offensichtlichen, dem empfehle ich, deutliche Zeichen zu setzen.

Maßnahmen zur Förderung der künstlichen Darmentleerung

Bei den meisten Menschen eignet sich dazu am besten Bittersalz (Magnesiumsulfat). Lösen Sie am Abend vorher einen gestrichenen Teelöffel Bittersalz in wenig Wasser auf. Am nächsten Morgen füllen Sie mit einem Viertelliter warmen Wasser auf, rühren gut um und trinken diese Lösung. Da ich den Instinkt immer sehr betone, muß ich auch hierzu sagen: wenn Sie einen ausgesprochenen Widerwillen gegen das Getränk haben, probieren Sie es lieber mit Glaubersalz (Natriumsulfat) oder mit einem anderen Hilfsmittel, zum Beispiel Schwedenkräuter oder F.X. Mayr-Passage-Salz.
Es kann passieren, daß die einmalige Gabe von Bittersalz nicht die gewünschte Wirkung hat. Dann wiederholen Sie den Vorgang am nächsten Morgen.

Fleischesser haben häufig bei einer Umstellung auf Pflanzenkost größere Schwierigkeiten, eine geregelte Verdauung zu erzielen. Brotesser, deren Därme die starke Reizwirkung der faserreichen Kost gewohnt sind, haben ebenfalls Schwierigkeiten. Hier gilt es, Geduld zu haben: auch der Darm benötigt seine Zeit für die Umstellung.

In Fastenkliniken wird normalerweise alle zwei Tage ein **Einlauf** gemacht. Früher war der Einlauf ein Allheilmittel, besonders bei Fieberkranken. Heute können wir nicht mehr so recht damit umgehen, weshalb auch „Einmaleinläufe" in Apotheken angeboten werden. Haben Sie aber vor, öfter einen Einlauf zu machen, besorgen Sie sich in der Apotheke einen Irrigator. Eigentlich sollte ein Irrigator zu den Hausmitteln zählen, und jedes Familienmitglied sollte zusätzlich sein eigenes Darmrohr, beziehungsweise sein persönliches Verlängerungsstück aus Gummi für den Notfall haben.

Das Prinzip des Einlaufes besteht darin, eine bestimmte Menge Flüssigkeit (am besten Kamillentee oder warmes Wasser mit wenigen Tropfen Kamillosan oder leichtgesalzenes Wasser) in den Enddarm einzubringen und für etwa fünf Minuten wirken zu lassen. Wer sich nicht traut, dies alleine zu machen, sollte sich nicht scheuen, eine Person seines Vertrauens um Hilfe zu bitten. Bei einiger Übung ist es allerdings nicht schwierig, einen Einlauf selbst zu machen.

So machen Sie einen Einlauf

Für den Einlauf legen Sie sich mit der linken Körperseite auf eine Liege oder besser noch auf den Fußboden. Es empfiehlt sich, ein Tuch darunterzulegen, da immer Wasser danebenfließen kann. Der Wasserbehälter sollte gut 50 Zentimeter höher sein, da der Höhenunterschied den Wasserdruck erzeugt und damit die Geschwindigkeit bestimmt, mit der das Wasser in den Enddarm einströmen kann.

Öffnen Sie den Irrigator erst, wenn Sie ganz entspannt sind und den Schlauch weit genug eingeführt haben. Wenn es beim ersten Mal noch nicht so klappt, haben Sie ein wenig Geduld. Wenn Ihnen das Ganze zu schnell geht, schließen Sie den Irrigator und atmen zwischendurch tief ein, besonders auch in den Bauch, dann verteilt sich das einfließende Wasser besser. Achten Sie darauf, daß Sie das Wasser wenigstens einige Minuten im Darm halten können, und bleiben Sie in der Nähe einer Toilette. Die Technik des Einlaufes wird gut beschrieben in dem Buch von Hellmut Lützner: „Wie neugeboren durch Fasten“.

Viele haben ganz regelmäßig jeden Morgen eine **natürliche Darmentleerung**. Manchen mag es genügen, ein Glas kaltes Wasser auf nüchternen Magen zu trinken, um den natürlichen Reiz zur Darmentleerung auszulösen. Andere wiederum nehmen Cassia. Die etwa 60 Zentimeter lange Frucht, in Form und

Farbe einer überdimensionalen Zigarre ähnlich, läßt sich mit Hilfe eines Nußknackers leicht aufbrechen. Im Innern sind runde, mit einer süßen schwarzen Masse überzogene Plättchen, die man ablutschen muß. Die Inhaltsstoffe wirken leicht abführend. Die Plättchen selbst und die zwischen ihnen liegenden rotbraunen Kerne sind ungenießbar. Cassia wird bei der Instinktotherapie, wie sie von Claude Burger empfohlen wird, täglich gegeben. Etwa zehn Scheiben genügen. Sollten Sie mal zu viel davon gegessen haben, so kann es zu Durchfall oder Bauchschmerzen kommen.

Ein gesunder Darm braucht zur Entleerung keine künstlichen Hilfsmittel

Früher habe ich mich nicht unbedingt für den Einlauf ausgesprochen. Ich vertrat die Ansicht, daß dies ein unphysiologischer Eingriff in die Natur sei. Als Jesus in der Wüste fastete, hat er auch keinen Einlauf gemacht. Leider muß ich aber immer mehr feststellen, daß die Darmgesundheit ständig abnimmt, was sicher auch mit den zunehmenden Umweltgiften zusammenhängt.

Auf der anderen Seite sollte es aber auch nicht so weit kommen, daß wir ständig, wenn wir verstopft sind, zu Einläufen greifen, ohne uns zu bemühen, auf andere Art zu einer regelmäßigen Verdauung zu kommen. Wenn wir ständig eingreifen müssen, weil

unser Darm nicht mehr richtig funktioniert, dann deswegen, weil wir zu viele Eßfehler gemacht haben. Helfen wir uns jetzt mit Einläufen oder ähnlichem, so schieben wir die Eigenverantwortung wieder weit von uns. Wir brauchen uns dann nicht selbst zu bemühen, den Darm wieder zu einer Normalfunktion zu erziehen. Vielmehr meinen wir vordergründig, mit einer zweitägigen Gewaltentleerung sei das Problem erledigt.
Unser Bemühen auf lange Sicht muß es daher sein, den Darm ohne Hilfsmittel zu reinigen, das heißt ich muß mich bemühen, mit meiner Ernährung die Darmschleimhaut wieder so aufzubauen, daß sie ihre Aufgabe erfüllt: Nährstoffe durchläßt, Giftstoffe und unverdauliche Bestandteile herausbefördert. Das gelingt nur bei einer gesunden Darmschleimhaut. Solange sie krank ist, wie wohl bei vielen Menschen, ist der gesamte Stoffwechsel gestört.

Eine **gesunde Darmfunktion** ist meiner Ansicht nach auch nicht vom Füllungszustand abhängig, wie so oft geschrieben wird, sondern von anderen Kriterien wie Durchblutung und Sensibilisierung. Deswegen empfehle ich bei Stuhlgangproblemen – und das nicht nur beim Fasten –, eine gezielte Bauchatmung zu machen. Wir Europäer atmen vorwiegend im oberen Brustbereich. Aus der Yogalehre kommend, wird aber auch hierzulande der **Bauchatmung** immer mehr Beachtung geschenkt.

Bauchatmung regt die Funktion des Darmes an

Hier empfehle ich folgendes: legen Sie Ihre beiden Hände locker auf die Bauchdecke, atmen Sie durch die Nase tief ein und ganz bewußt in den unteren Bauchraum. Sie werden merken, wie sich der Bauch nach vorne wölbt. Wissenschaftlich gesehen zieht sich das Zwerchfell, eine dünne Muskelplatte zwischen Brust- und Bauchraum, beim Einatmen zusammen, vergrößert den Brustraum und drückt auf die Bauchorgane. Diese wiederum weichen dem Druck aus, schieben die Bauchwand nach vorne, und der Bauch wölbt sich.

Sie können aber auch gedanklich den Strom des einfließenden Blutes bewußt verfolgen: begleiten Sie die roten Blutkörperchen, die sich in den Lungen mit Sauerstoff voll beladen haben, auf ihrem Weg durch die Lungenvene zum Herzen und dann durch die Brust- und Bauch-Aorta in die kleinen Arterien und Arteriolen bis in die Kapillaren. Mit ihrer bewußten Atmung können Sie die roten Blutkörperchen gedanklich jedes innere Organ liebevoll umspülen lassen: die Leber, den Magen, die Milz und die Bauchspeicheldrüse, den Dünn- und Dickdarm. Dadurch unterstützen Sie die roten Blutkörperchen bei ihrer schwierigen Aufgabe der Entgiftung und Regeneration.

Ausatmen fördert die Entsäuerung

Halten Sie die Luft für einige Sekunden an und versuchen Sie, für die Ausatmung mehr Zeit zu verwenden als für die Einatmung. Dies ist auch für die Entsäuerung des Körpers wichtig. Das Einatmen wirkt säurebildend, das Ausatmen fördert die Entsäuerung. Einatmen und Ausatmen erfolgen jeweils durch die Nase. Pressen Sie beim Ausatmen die Bauchmuskeln fest gegen die inneren Organe und lassen Sie die Luft an der Wirbelsäule entlanggleiten.

Sie werden mit der Zeit ganz von alleine in einer wellenförmigen Art atmen. Sie atmen erst in den Bauchraum ein, holen dann Luft über das Zwerchfell in die unteren Lungen und führen sie dann bis zu den Schlüsselbeinen hoch. Der Körper gibt von alleine nach. Während sich der Bauchraum einzieht, weitet sich der Brustraum. Sie merken, wie Sie dann nur noch auf den Schultern liegen.

Mit der Zeit werden Sie beim Atmen das Bedürfnis haben, in die sogannnte **„Fischstellung“** zu kommen, das heißt unteres Becken und Scheitel liegen auf der Unterlage, der Oberkörper ist nach oben gewölbt. Wenn Sie jetzt noch die Hände auf der Brust in Gebetshaltung bringen, ähnelt dies einer „Fischflosse“. Diese Übung ist aus dem Yoga und lockert verkrampfte Schultern und den Nacken, fördert die Kopfdurchblutung, strafft den Rücken und das Kreuz.

Anregung des Darmes durch Reizung der Bauchdecke

Eine verdauungsfördernde Atmungsvariante ist, nach dem Ausatmen die Bauchdecke einige Male vor- und zurückschnellen zu lassen, solange es der Atem zuläßt. Ihr Körper wird Sie von alleine zum Aufhören und Weiteratmen zwingen. Diese Atemübung kann man im Bett liegend oder auch im Stehen machen. Manche erzielen die beste Wirkung im Stehen bei einer Stellung mit gespreizten Beinen, wobei der Oberkörper nach vorne gebeugt ist und die Hände sich oberhalb der Knie auf die Oberschenkel stützen.

Eine weitere Möglichkeit, den Darm zum Arbeiten anzuregen, ist, beim Ausatmen die Bauchdecke mit den Fingern der breitflächig aufliegenden Hände leicht zu reizen. Noch besser ist es, Sie nehmen eine Wärmflasche, nur wenig gefüllt mit warmem Wasser, und bringen durch eine leichte Schaukelbewegung das Wasser in Bewegung. Diese Bewegung setzt sich wellenförmig im Unterleib fort, auch wenn wir es nicht sehen und fühlen können. Dennoch, an der „Antwort" Ihres Darmes, an seinem Gurgeln und Gluckern, merken Sie, daß Sie die Darmperistaltik in Gang gebracht haben. Das ist die Bewegung, mit welcher der Darm seinen Inhalt vorwärts befördert.

Früher wurde empfohlen, den Darm beziehungsweise den Bauch im Uhrzeigersinn zu massieren, das heißt man fing rechts unten beim Blinddarm an, strich den aufsteigenden Dickdarm entlang nach oben, strich oberhalb des Bauchnabels auf die linke Seite, führte die Hand dann entlang dem absteigenden Dickdarm bis in die linke Leistenbeuge und von dort über den Schambereich zur rechten Leistenbeuge. Dann begann der Kreislauf von vorne. Das mag auch heute für Darmgesunde noch gut und richtig sein. Der auf- und absteigende Dickdarm ist mit der Rückwand der Bauchhöhle fest verwachsen, der Querdarm jedoch nicht.

Wie ich bereits erwähnte, haben heute viele Menschen einen durchhängenden Querdarm. Wenn wir nun oberhalb des Nabels von rechts nach links massieren, so streichen wir über unseren Magen.

Der Dickdarm liegt aber wie eine Hängematte unterhalb des Nabels, so daß wir im Verlauf der Darmmassage eigentlich dieser anatomisch veränderten Form Rechnung tragen sollten. Besondere Vorsicht ist daher auch bei den beiden Flexuren geboten, bei jenen Stellen, an denen der Querdarm in den auf- oder absteigenden Darm übergeht. Hängt der Dickdarm in der Mitte zu sehr durch, führt dies zwangsläufig zu Verengungen an den höchsten Punkten, dort, wo wir als Kinder häufig beim schnellen Laufen Seitenstiche verspürten (eine Folge der schlechten Darmdurchblutung bei schlaffem Dickdarm?).

Sanfte Massagen in Richtung des Darmverlaufes

Besser ist es, wenn wir entlang dem individuellen anatomischen Verlauf unseres Dickdarmes massieren. Versuchen Sie einmal festzustellen, in welcher Höhe sich Ihr Darm bewegt. Am besten geht das, wenn Sie beim Liegen einmal ganz in sich hineinhorchen und die Geräusche, Blähungen, die Peristaltik erlauschen und ertasten. Das ist natürlich leichter bei einer dünnen Bauchdecke als bei einer geblähten, verquollenen, entstellten, gespannten, gereizten und abwehrenden Bauchdecke.
Mir kommt es darauf an, Sie wieder sensibel zu machen für Ihren eigenen Körper. Schauen Sie sich die Abbildung vom Darm auf Seite 64 an und vertiefen Sie sich in das Innere Ihres Bauches. Wo können Sie etwas ertasten? Wie läuft Ihr Dickdarm? Wie ist sein Füllungszustand? Fühlt sich der Darm hart, weich, abwehrend, nachgebend, verkotet oder verspannt an? Reagiert er auf Ihre Bemühungen, antwortet er Ihnen? Wenn Sie ertastet haben, wie sein Lauf ist, dann können Sie ihm auch ganz gezielt Hilfen geben. Streichen Sie liebevoll in Richtung des Darmverlaufes und regen Sie ihn so zur Arbeit an: zur Weiterbeförderung des Darminhaltes, zur gesteigerten Durchblutung und damit zur allgemeinen Gesundheit.
Wer große Schwierigkeiten mit seiner Verdauung hat, wer zum Beispiel schlecht „loslassen“ kann, dem empfehle ich eine weitere Massage. Diese ist im

Stehen leicht, im Bett ein bißchen schwieriger, aber auch machbar: heben Sie das Becken, legen Sie Ihre Hände im Beckenbereich rechts und links von der Wirbelsäule, und streichen Sie nun in massierenden Bewegungen die Haut in einer Hautfalte von der Wirbelsäule zur Seite bis in den Bauchraum. Diese Massagegriffe können Sie vom oberen Beckenkamm abwärts bis zum Steißbein ausführen. Damit werden nicht nur die Nerven im Beckenbauchraum angeregt, sondern auch der Parasympathikus, der für das Loslassen, die Entspannung, die Entleerung sorgt. Manchen hilft dieses Streichen auch gut beim Pressen auf der Toilette.

Dr. Renate Collier, die sich als Mayr-Ärztin viele Jahre mit darmgeschädigten Patienten beschäftigt hat, empfiehlt die **Bauchselbstmassage**. Diese ist ausführlich dargestellt in ihrem neuesten Buch „Wie neugeboren durch Darmreinigung", das im Gräfe & Unzer Verlag erschienen ist.

So fördern Sie die Durchblutung der Darmorgane

Für Menschen, die sich noch wenig mit Körpergefühl beschäftigt haben, denen Bauchmassagen suspekt sind, die vielleicht auch einfach nur wenig Zeit haben, möchte ich noch einen Tip anschließen. Man sagt, daß die Momente zwischen Aufwachen und Erwachen – der Übergang zwischen Unbewußtem und Bewußtem – sehr wichtig seien. Legen Sie sich dabei doch einfach mal auf den Bauch. Eine vertiefte, immer bewußter werdende Atmung führt Sie nicht nur in den kommenden Tag, sondern es gelingt Ihnen vielleicht, sich mal ganz mit Ihrem Körper zu beschäftigen, sich darauf zu konzentrieren. In dieser Lage drückt das Körpergewicht auf den Bauchraum, und das Heben und Senken des Leibes durch die vertiefte Atmung wirkt sich positiv auf die Peristaltik und Durchblutung der Darmorgane aus. Vielleicht gelingt es Ihnen mit der Zeit, in die Yogastellung **„Das Blatt"** zu gehen: Sie ziehen die Knie unter dem Leib zusammen, das Gesäß berührt die Fersen, die Stirn die Unterlage; die Schultern hängen schwer in Richtung Boden, die Arme führen Sie auf dem Handrücken längs dem Körper nach hinten; die Augen sind geschlossen, die Wirbelsäule weitet sich, die Atmung vertieft sich. In dieser eingerollten Stellung sollten Sie mindestens 20 Sekunden verharren. Auch diese Übung ist durch die Dehnung der Kreuzbeingegend sehr gut für den Darmbereich. Sie ist aber auch gut geeignet, die Durchblutung des Gehirnes anzuregen und Sie frisch für den Tag zu machen.

Darmanregung über Geruchssinn und Nervensystem

Neben den Massagen und allen durchblutungsfördernden Maßnahmen ist es der Geruchssinn oder besser gesagt, das ganze Nervensystem, das sich funktionsfördernd auf den Darm auswirkt. Wenn

Sie eine Speise sehen, die Sie gerne essen, so kann es vorkommen, daß Ihnen schon bei der Vorfreude das Wasser im Munde zusammenläuft. Das bedeutet, daß allein der Augenreiz, manchmal schon die gedankliche Vorstellung genügt, die Verdauungssäfte anzuregen. Im Munde spüren wir es, im weiteren Verdauungstrakt nicht. Von den Pawlow'schen Tierversuchen ist bekannt, daß auch die Magensaftsekretion auf bestimmte äußere Reize reagiert. Es ist nur logisch anzunehmen, daß auch im weiteren Verdauungsapparat gewisse Reaktionen ablaufen.

Als meine Kinder noch klein waren, fiel mir auf, daß sie häufig zur Toilette mußten, kaum daß wir uns an den Tisch gesetzt und mit der Mahlzeit begonnen hatten. Leider ließ dieses Bedürfnis mit der Zeit nach oder wurde durch die Zivilisation in der Schule und anderswo unterdrückt. Heute bin ich sogar froh, wenn Menschen während der Mahlzeit auf die Toilette müssen, denn für mich ist das ein Qualitätsmerkmal der angebotenen Nahrung. Wenn wir etwas essen, ist es nur logisch, daß der Körper sowohl auf Aufnahme als auch auf Abgabe, auf Loslassen programmiert ist. Das wirkt meiner Ansicht nach aber nur, wenn die Nahrung möglichst naturbelassen ist.

Beim Trinken haben die meisten Menschen noch diesen Reflex. Wir trinken etwas und verspüren sogleich den Drang, Wasser zu lassen. Leider geben wir dieser natürlichen Regung nicht immer – oder nicht mehr – nach, ja, wir unterdrücken sie geradezu! Schlimmer noch: wenn wir etwas essen und den Drang zur Stuhlentleerung verspüren, zwingen uns veraltete Tischsitten, bis zum Ende der Mahlzeit am Tisch auszuharren, so lange, bis es zu spät ist. Natürlich ist das nicht in dem Sinn zu verstehen, daß das Eßzimmer zur Toilette wird. Aber wenn wir dieser natürlichen Regung nicht nachgeben, meldet sie sich nicht mehr, und Verstopfungen sind vorprogrammiert.

Bei der Besichtigung eines Museums-Dorfes, in dem man die Lebensgewohnheiten unserer Vorfahren studieren konnte, fiel mir auf, daß die Toilette direkt neben der Küche lag, das heißt der Eingang zur Toilette war sogar von der Küche aus. In unserer Zeit undenkbar! Aber vielleicht wußte man früher noch von diesem selbstverständlichen Zusammenhang von Input und Output.

Ölspülen verbessert die Darmtätigkeit

Als letzte Empfehlung für eine Verbesserung der Darmtätigkeit möchte ich das Ölspülen anführen. Das ist eine Therapiemethode, die über die Ukraine in den Westen kam. Ich praktiziere das Ölspülen seit längerer Zeit, und zwar folgendermaßen: morgens nach dem Aufstehen reinige ich meine Zähne, den Mund und die Zunge nur mit Wasser und einer Zahnbürste. Dann nehme ich etwa einen Teelöffel erstklassiges Sonnenblumenöl in den Mund und spüle es fünf bis zehn Minuten zwischen den Zähnen hin und her. In den ersten Wochen und Monaten sollte man bis zu 15 Minuten spülen oder saugen. Aus dem anfänglich gelben Öl wird durch die Einwirkung des Speichels eine weißlich-wäßrige Flüssigkeit, die ich auf ein Papier spucke und zum Abfall bringe. Auf keinen Fall darf etwas davon runtergeschluckt werden.

Laut Aussage von Professor Karach, der dieses Rezept in den Westen gebracht hat, haben sich aus dem gesamten Organismus Gifte über die Schleimhaut in die Flüssigkeit hinaufgearbeitet, weshalb sie eigentlich zum Sondermüll gehört.

Den Mund spüle ich anschließend nur mit warmem Wasser aus. Entgegen anderen Empfehlungen greife ich nicht mehr zur Zahnbürste, denn sonst hätte ich die Gifte wieder im Kreislauf, da ich ja nicht täglich die Zahnbürste austausche.

Diesem Ölspülen werden einige Heilwirkungen zugeschrieben. Unter anderem soll es helfen bei: Ekzemen, Magengeschwüren, Arthrose, Herz- und Nierenbeschwerden, Zahnweh, Kopfschmerzen, Bronchitis, Thrombosen, Darmerkrankungen. Ich kann nicht nachvollziehen, welche Heilwirkungen das lange Ölspülen in meinem Organismus bewirkt hat. Aber mein Zahnfleisch wurde stabiler, die Zähne wurden weißer und kleiner (durch das sich vergrößernde Zahnfleisch!). Das ist deutlich sichtbar.

In „Der Naturarzt“ wurde mal angefragt, ob denn durch das ungesättigte, säurehaltige Öl nicht der Zahnschmelz angegriffen werden könne. Aus eigener Erfahrung kann ich dazu nur sagen, das kommt ganz auf Ihren Speichel-pH-Wert an. Wenn Sie einen sauren Speichel haben, so kann dies durch das Ölsaugen noch verstärkt werden. Haben Sie aber einen basischen beziehungsweise neutralen Speichel, so ist diese Gefahr nicht gegeben. Der Speichel bleibt auch nach dem Ölspülen basisch. Am besten prüfen Sie gleich mal mit einem Teststreifen nach.

Zusammenfassung

- **Der „Rote-Bete-Test" gibt Aufschluß über die Darmgesundheit.**
- **Bei der Umstellung der Ernährung auf Pflanzenkost muß man Geduld mit seinem Darm haben.**
- **Auf lange Sicht sollte es unser Anliegen sein, den Darm ohne künstliche Hilfsmittel zu reinigen.**
- **Nur eine gesunde Darmschleimhaut kann ihre so wichtigen Aufgaben erfüllen.**
- **Die Darmschleimhaut kann gesunden, wenn wir uns richtig ernähren.**
- **Bauchselbstmassagen sind eine unterstützende Therapie bei darmgeschädigten Menschen.**
- **Wenn das Bedürfnis nach Stuhlentleerung unterdrückt wird, sind Verstopfungen vorprogrammiert.**

Die Körperpflege und -reinigung

Ein sehr wichtiger Bereich bei allen Entgiftungs- und Entschlackungsmaßnahmen ist die unterstützende körperliche Pflege und Reinigung. Der Organismus entgiftet besonders über die **Haut**.
Beim Ölspülen haben wir es von innen versucht, die Schleimhäute des Verdauungstraktes wurden angeregt. Aber auch die Schleimhäute der Lungen, der Bronchien, des Nasen-Rachen-Raumes, kurz alle sekretbildenden Körperteile werden Ihnen eine verstärkte Reaktion signalisieren: Husten, Schnupfen, tränende Augen, verstopfte Tränengänge, Ausfluß, belegte Zunge sind beispielsweise Reaktionen, die eintreten können. Das müssen keine Krankheitszeichen sein, sondern es können im Gegenteil Zeichen einer Heilung, einer beginnenden Gesundheit sein.

Der Körper versucht, seine Gifte loszuwerden

Auf allen möglichen und unmöglichen Wegen versucht der Körper, seine Gifte loszuwerden. Irgendwo habe ich mal einen Spruch aus China gelesen: Was die Niere nicht schafft, muß der Darm machen; was der Darm nicht schafft, muß die Lunge machen; was die Lunge nicht schafft, muß die Haut machen. Die Haut ist fürs Entgiften besonders gut geeignet. Deswegen kommt der äußeren Körperpflege auch eine besondere Beachtung zu.

Die meisten Menschen werden sich am Morgen der Körperpflege widmen. Und nicht allen gelingt es, gleich mit vollem Elan in den Tag zu springen. Sie müssen ihren Kreislauf erst langsam in Schwung bringen. Über die Darmmassageübungen sprach ich schon. Sie können aber auch im Bett gleich noch einige Dehn-, Streck- und Atemübungen ausführen. Dann fällt das Aufstehen leichter, und das kreislaufbedingte Schwarzwerden vor den Augen bleibt aus. Beim Teilfasten kann sich auch der Blutdruck normalisieren. Er kann leicht sinken, so daß Sie die Einnahme von blutdrucksenkenden Mitteln in Absprache mit Ihrem Hausarzt unbedingt verringern sollten. Eventuell können Sie ganz darauf verzichten.
Wer es gewohnt ist, nach dem warmen Bett unter die kalte Dusche zu gehen, um sich anschließend unabgetrocknet nochmals ins warme Bett zu legen, kann dies auch beim Teilfasten beibehalten. Weniger Aktive können aber einen ähnlichen Hautreiz durch einen **kalten Arm- und Beinguß** nach dem warmen Duschen erzeugen. Das stärkt das Immunsystem, und das haben wir alle nötig.

Unterstützendes Kreislauftraining

Ganzkörperwaschungen oder Hautreize durch Luftbäder fördern das Kreislauftraining. Auch tiefes Einatmen am geöffneten Fenster, gymnastische Übungen, Laufen auf der Stelle vor dem Fenster

oder, noch besser, ein kleiner Spaziergang im Freien sind gut für den Kreislauf.
Ich gehöre zu jenen Menschen, die morgens meistens in Eile und auch noch ein bißchen faul sind. Aus diesem Grunde habe ich mir angewöhnt, das **„Sonnengebet“** nach Rajah von Aundh zu machen. Dies ist eine Reihenfolge von neun ganz einfachen Körper- und Atemübungen, die, verbunden mit einer bestimmten Atemtechnik, den ganzen Organismus beanspruchen und erfrischen.
Sehr wirksam sind auch **Körpermassagen,** entweder mit einem kochfesten Massagehandschuh oder einer Bürste. Dabei ist immer in Richtung zum Herzen zu massieren: beginnend mit dem äußeren rechten Bein, anschließend das innere; dann kommt das äußere linke Bein, anschließend das innere. In der Folge massieren wir den rechten Arm, zuerst außen, dann innen. Ebenso verfahren wir mit dem linken Arm. Vergessen Sie beim Massieren nicht die Bauchdecke und die Nierengegend, kurz jeden Teil des Körpers, den Sie erreichen können.
Bei manchen kann es beim Teilfasten vorkommen, daß die Haut spannt, Hände und Lippen spröde werden – auch ein Zeichen der Über- beziehungsweise Entsäuerung. Reiben Sie sich nach dem Massieren mit einem guten Massageöl auf pflanzlicher Basis oder einer dementsprechenden Körpermilch ein. Die Lippen sind dankbar für Lanolin. Melkfett hilft Haut und Lippen. Bei einer gesunden Ernährung werden Sie mit der Zeit nicht nur auf Zahnpa-

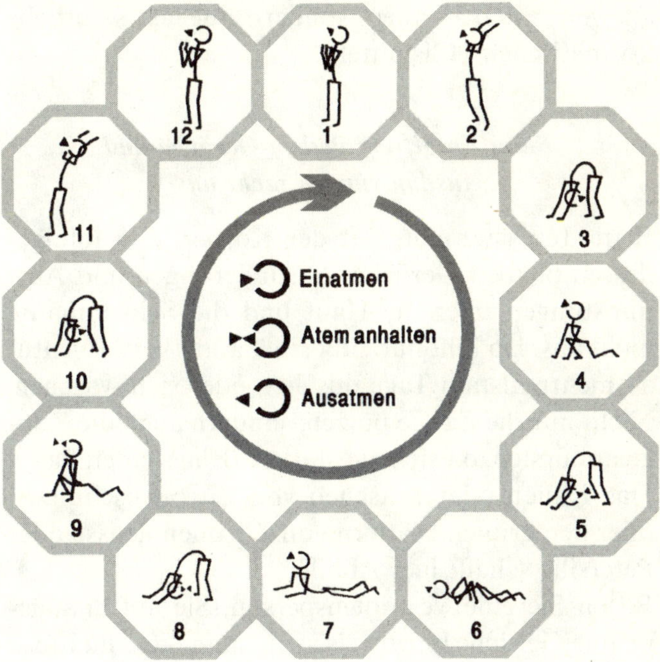

Das Sonnengebet

sta verzichten können, sondern auf fast sämtliche kosmetischen Hilfsmittel.

Beim Entgiften bleiben Gerüche und Ausdünstungen nicht aus

Beim Teilfasten entgiftet der Körper, und infolgedessen bleiben Gerüche, Absonderungen und Ausdünstungen über die Haut und die Schleimhäute nicht aus. Da hilft nur äußerste Sauberkeit: Eventuell mehrmals am Tage duschen oder sich waschen. Nicht nur die Zähne putzen, sondern auch die Zunge abbürsten, da sich ein starker Belag bilden kann. Das Kauen oder Lutschen von Zitronenschnitzen oder den grünen Blättern von Zitronenmelisse oder Petersilie schafft hier Abhilfe.
Bitten Sie eine Vertrauensperson, Sie auf unangenehme Gerüche hinzuweisen, da man diese meistens selbst nicht so stark empfindet. Wer vorher schon wenig tierisches Eiweiß gegessen hat, leidet weniger unter diesen Ausdünstungen.
Auffallend ist der starke Geruch des **Urins**: Er zeigt die verstärkte Entgiftungsfunktion der Nieren an. In letzter Zeit häufen sich die Bücher, die vom Urin als dem besonderen Saft und von seinen Heilwirkungen berichten. Wenn man natürlich jahrelang alles, was der Körper ausscheidet, mit „pfui“ und „ih“ bezeichnet hat, ist es ganz schwierig, wieder eine natürliche Beziehung dazu zu bekommen.

Sie werden feststellen, daß Ihr Urin in Farbe, Geruch, Zusammensetzung und Geschmack – so Sie sich zutrauen, Ihren Urin zu probieren – wechseln kann: je nach Gesundheit, Essen, Wohlbefinden. Schon Hildegard von Bingen gibt in ihrem Buch „causae et curae" viele Anregungen zu diesem interessanten Thema. Für uns Laien mag es genügen, auf folgendes zu achten:

- auf den pH-Wert (bei vegetarischer Kost ist er eher basisch als sauer)
- auf die Farbe (bei einem Gesunden etwa zitronengelb)
- auf die Konsistenz (ohne Schaum, ohne Gischt, ohne Schleim und ohne Fäden)
- auf den Geruch (wohlriechend; manchmal riecht der Urin auch nach dem, was wir vor kurzer Zeit gegessen oder getrunken haben).

Beim Entgiften kommt es aber zu ganz anderen Reaktionen, weshalb der Urin unangenehm riechen kann. Erschrecken Sie nicht, das ist anfangs normal. Wenn Sie viel trinken, vermeiden Sie die starke Konzentration, und der Urin wird sehr hell. Menschen, die Säuren gespeichert haben, werden anfangs sehr viel Wasser lassen, was mit dieser Art der Ernährung beabsichtigt ist. Auch durch gezielte und spezielle Azidose-Massagen, die wir Azidosetherapeuten gelernt haben, bringen wir Säuren beziehungsweise Flüssigkeit zum Ausscheiden und verstärken damit die Urinmenge.

Der Stuhl dagegen kann bei einigen weniger unangenehm riechen als zu der Zeit, als sie noch tierisches Eiweiß gegessen haben. Beachten Sie die Farbe des Stuhls: ein dunkler Stuhl weist auf eine lange Passagezeit hin. Kontrollieren Sie mit Spinat oder Rote Bete, wie bereits beschrieben, ob sich die Passagezeit mit der Zeit verbessert. Bei manchen Menschen stellte sich beim Teilfasten aber auch eine anfängliche Verstopfung ein. Diese Menschen sind häufig an die darmreizende Wirkung des Vollkornbrotes gewöhnt und reagieren mit Zurückhaltung. Hierbei könnte mit Bittersalz, Einläufen, Manna oder auch mit Schwedenkräutern nachgeholfen werden.

Ausscheidungsreaktionen können Sie auch beim Schleim aus den Bronchien und den Stirn- und Nasenhöhlen beobachten, bei Frauen auch beim Ausfluß aus der Scheide. Nehmen Sie diese Reaktionen als natürlichen Heilungsprozeß, der nicht unterdrückt werden darf.

Zusammenfassung

- **Die Körperpflege und -reinigung sind wichtig bei der Entgiftung.**
- **Beim Entgiften reagieren die Schleimhäute der Lungen, der Bronchien, des Nasen-Rachen-Raumes mit verstärkter Sekretausscheidung.**
- **Verstärkte Ausscheidungsreaktionen sind ein natürlicher Heilungsprozeß.**
- **Es ist normal, wenn der Urin beim Entgiften anfangs unangenehm riecht.**
- **Azidose-Massagen fördern die Ausscheidung von Säuren.**

Fastenreaktionen

Eine typische Fastenreaktion sind **Kopfschmerzen.** Sie können so stark werden, daß Sie am liebsten zur Tablette greifen wollen. Wenn Sie sich aber darüber im klaren sind, daß es keine Tabletten ohne Nebenwirkungen gibt und daß diese Tabletten säurebildend sein können, so sollten Sie sich das ganz besonders gut überlegen.
Kopfschmerzen kommen vor allem bei Menschen vor, die Gifte abbauen, Gifte von Nikotin, Alkohol oder Kaffee. Das Absetzen dieser Genußmittel führt oft zu schmerzhaften Entzugserscheinungen. Kopfschmerzen sind ein typischer Säureschmerz, das heißt je saurer die Stoffwechsellage, desto stärker die Schmerzen. Manchmal hilft ein in Wasser aufgelöster Teelöffel Kaiser Natron oder ein anderes Basenmittel. Ein Trost mag sein, daß diese Schmerzen meist am vierten Tag vorbei sind.

Chronisch Kranke können länger anhaltende Schmerzen haben

Länger anhaltende Schmerzen entstehen meist bei chronisch Kranken. Beim Fasten durchlaufen diese Menschen ihre Krankheit im umgekehrten Ablauf wieder, das heißt Gelenkschmerzen, die bereits stumm waren, werden wieder akut. Der ganze Körper schmerzt. Hier gilt dasselbe wie in der Psychotherapie: geheilt werden kann nur, wenn alles wieder aufgedeckt wird bis zum Anfang, als die Krankheit einsetzte. Wir durchlaufen also das Krankheitsbild in umgekehrter Reihenfolge. Nur so ist echte Heilung möglich. Sollte der Prozeß zu schnell gehen, wählen Sie eine langsamere Stufe der Entgiftung.

So habe ich es zum Beispiel erlebt, daß manche Menschen wenigstens eine Tasse Kaffee pro Tag noch brauchten, was gegenüber ihrem sonstigen Kaffeekonsum schon eine wesentliche Verbesserung und Einschränkung darstellte. Der totale Verzicht auf Kaffee löste zu starke Reaktionen bei ihnen aus.

Der Organismus braucht Ruhe und Pflege

Ganz egal, wie hektisch Ihr Tag auch aussehen mag – und Hektik sollte beim Teilfasten eigentlich völlig ausgeschaltet sein! –, nach dem Mittagessen ist eine Ruhepause sehr zu empfehlen. Der Körper baut ab und um, und das kostet Kraft. Vor allem die Leber leistet in dieser Zeit Schwerarbeit, und ihr gilt daher unser besonderes Augenmerk. Legen Sie sich entspannt ins Bett mit einem **Leberwickel,** notfalls auch nur mit einer Wärmflasche, was die Durchblutung und damit die Arbeitskraft der Leber fördert. Es gibt zwei Arten des Leberwickels: entweder den kalten oder den feucht-heißen. Vinzens Prießnitz, ein Heilpraktiker des 19. Jahrhunderts, empfiehlt, ein Leinentuch zu einem Drittel in kaltes Wasser zu tauchen und es dann in drei Schichten so zusam-

menzulegen, daß die feuchte, kalte Seite direkt die Haut in der rechten Taille oder die Bauchseite berührt. Darüber kommt ein Wollschal, dann ein trockenes Tuch sowie ein weiteres Tuch um den gesamten Bauch.
Einfacher und schneller geht es mit einem Waschlappen. Dieser wird nur angefeuchtet, unterhalb des rechten Rippenbogens in die Taille gelegt, darüber kommt ein Gästehandtuch, darüber noch ein großes Handtuch um die Taille: fertig. Das läßt sich auch gut auf Reisen durchführen.
Eine weitere Möglichkeit wäre, anstelle einer kalten Auflage eine feucht-heiße zu nehmen. Das kann eine Wärmflasche oder ein Heublumensäckchen sein. Sie sollten aber kein Heizkissen verwenden, das bringt nur trockene Wärme. Nach Pfarrer Kneipp empfiehlt es sich, ein Leinentuch mit kochendem Wasser zu übergießen, mit einem Holzkochlöffel auszudrücken und so heiß, wie man es verträgt, auf die Lebergegend zu legen. Darüber ein trockenes Leinentuch und darauf wieder ein Wolltuch, was die Wärme am besten speichert. Die wohlige Wärme bringt schnell einen erholsamen Schlaf. Deshalb empfehle ich den Leberwickel auch am Abend als wohltuendes Schlafmittel.

Wer friert, sollte für Wärme sorgen

Da wir auch beim Teilfasten sehr leicht ins Frieren kommen, empfehle ich den heiß-warmen Leberwikkel. Wer sich untertags die paar Minuten nicht gönnen kann, der kann abends mit einem Leberwickel schlafen gehen. Dabei lassen Sie den Umschlag so lange auf der Haut, bis er Ihnen unangenehm wird, das heißt erkaltet. Dann nur abrubbeln, sich entspannt auf den Rücken legen und weiterschlafen. Ein wunderbares, einfaches Schlafmittel.

Es kann Ihnen passieren, daß Sie nicht gut einschlafen können, da die Füße zu kalt sind. **Vermeiden Sie unbedingt kalte Füße**. Ein Wechselbad oder ein ansteigendes Fußbad sind der beste Schutz dagegen. Aktive, selbsterzeugte Wärme ist besser als passive Wärme, die zum Beispiel von einer Wärmflasche ausgeht. Auch eine kleine Holzrolle, die Sie überall einsetzen können und auf der Sie die Füße hin- und herbewegen, bringt Ihnen eine gute Durchblutung der unteren Extremitäten und dadurch ein Wohlbehagen. Wer ganz mutig ist, kann in einen Karton Straßensplitt schütten und darauf wenige Minuten wie ein Fakir treten: eine kostenlose und den Kreislauf anregende Fußreflexzonen-Massage.

Viele empfinden ein **Wannenbad** als Wohltat, nicht nur um wieder warm zu werden, sondern auch um Gifte leichter über die Haut auszuscheiden. Auch wenn Sie jeden Tag baden, werden Sie anfangs immer einen dunklen Rand an der Badewanne bemerken: ein Zeichen der Entgiftung über die Haut. Otto Buchinger, der „Vater der Fastenkuren" in Deutschland, empfiehlt seinen Fastenden, nur ein- bis zweimal in der Woche ein etwa 37 Grad Celsius warmes

Wannenbad zu nehmen. Außerdem ist er der Ansicht, daß die Leberpackung am Badetag unterbleiben sollte.
Schon früher wurden **Basen-Wannen-Bäder** besonders bei Fiebernden empfohlen. Dazu werden 100 Gramm Natriumbikarbonat (Kaiser Natron) in einem warmen Vollbad aufgelöst. Die Badedauer sollte eine halbe Stunde nicht übersteigen, danach ist Bettruhe angesagt. Auch Sie können mit Basenmitteln den Entsäuerungsprozeß unterstützen.
Weitere Empfehlungen zum Ausleiten der Gifte beim Teilfasten: Dauerbrausen, Thermalbäder mit natronhaltigem Wasser, Duschbäder oder auch Saunagänge.
Wenn wir bedenken, wie sehr das Bedürfnis der Menschen nach all diesen Wassertherapien zugenommen hat, daß heute in den kleinsten Städten mindestens ein Schwimmbad zu finden ist und daß das tägliche Duschen schon selbstverständlich ist, so ist dies meiner Ansicht nach ein deutliches Zeichen des instinktiven menschlichen Bedürfnisses nach Wassertherapien. Dies um so mehr, als die Übersäuerung im Alltag ständig zunimmt.

Zusammenfassung

- **Unter Kopfschmerzen leiden vor allem Menschen, die Gifte abbauen, wie Nikotin, Alkohol oder Kaffee.**
- **Beim Fasten braucht die Leber viel Unterstützung, um ihre schwere Arbeit leisten zu können.**
- **Wechselbäder oder ansteigende Fußbäder sind der beste Schutz gegen kalte Füße.**
- **Aktive, selbst erzeugte Wärme ist besser als passive Wärme (zum Beispiel von einer Wärmflasche).**

Weitere unterstützende Maßnahmen beim Fasten

Eine weitere Therapiemöglichkeit besteht in der Gabe von **entsäuernden Nahrungsergänzungsstoffen**. Menschen, die sich jahrzehntelang einseitig, säurebildend ernährt haben, fällt es äußerst schwer, allein mit einer Ernährungsumstellung aus der Übersäuerung herauszukommen. Da können Medikamente helfen, die die Entsäuerung unterstützen, fördern, beschleunigen. Das können Basenpulver, Elektrolytgemische, Fertigpräparate oder etwas ähnliches sein.

Die Skala reicht von Alkala, Basica, Bullrichsalz über Entsäuerungssalz nach Dr. Bösser, Gelum Tropfen, Kaiser Natron, Neukönigsförder Mineraltabletten bis zu Rebasit oder Kanne Brottrunk. Da es sich in meinen Augen aber zum größten Teil um Medikamente handelt, sollten Sie diese nur in Absprache mit Heilpraktikern oder Ärzten einnehmen.

Wichtig: Bewegung an frischer Luft

Von Bedeutung wäre noch der **tägliche Spaziergang oder die Bewegung an frischer Luft**. Nutzen Sie, wo immer es geht, die Gelegenheit dazu. Sauerstoff verstärkt die Entgiftungsarbeit und durch die verstärkte Ausatmung von Kohlensäure gleichzeitig auch die Entsäuerung. Wieviel Sie sich zutrauen dürfen, wird Ihnen Ihr Körper selbst signalisieren. Lassen

Sie ihn das Tempo bestimmen. Den einen Tag können Sie sich ungeheuer fit fühlen, am nächsten Tag kann es das Gegenteil sein. Gehen Sie auf Ihre individuellen Bedürfnisse ein und richten Sie sich danach.

Interessant ist, daß aus Amerika eine neue Welle zu uns schwappt: das **Walking**. Nicht mehr das schnelle, säurebildende Jogging ist angesagt, sondern eine etwas langsamere Fortbewegung an frischer Luft. Es könnte sein, daß wir uns bald wieder an unsere guten alten **Wanderungen, Spaziergänge und Radfahrten** erinnern.

Wiegen Sie sich einmal am Tag, am besten morgens, nach dem Gang zur Toilette. Sie sollten aber das Abnehmen beim Teilfasten nicht überbewerten, zumal der Körper sich viel mehr um die Entgiftung als um das Abnehmen kümmern muß. Besser wäre es, sich nur einmal wöchentlich zu wiegen und sich Maße von bestimmten Körperpartien zu nehmen: zum Beispiel von Taille, Hüfte, Oberschenkel, Oberarm, Knie, Ringfinger. Sie werden sehen, wie sich diese Maße positiv verändern, wie sich das Gewebe strafft, was aber nicht immer auf der Waage sichtbar wird.

Rosige Fingernägel und Lippen: ein Zeichen für die bessere Durchblutung

Zeichen einer beginnenden besseren Durchblutung sind in meinen Augen von weit größerer Bedeutung als das Gewicht. Gradmesser hierfür kann die Farbe der Fingernägel, der Zehennägel oder des Zahnfleisches sein. Achten Sie auch auf die Farbe Ihrer Lippen. Wir Frauen sind es schon so gewohnt, ständig Lippenstift aufzutragen, daß wir gar nicht mehr wahrnehmen, wenn sich die Farbe unserer Lippen – je nach Gesundheitszustand – ändert. Haben Sie den Mut, ungeschminkt zum Arzt zu gehen? Dabei gäbe dieser erste diagnostische Blick bereits viele Hinweise. Ich erinnere mich noch an meine Kindheit, da der Arzt erst einmal Zunge und Augen überprüfte, was heute häufig durch Laborbefunde ersetzt wird.

Noch vor Jahren konnte es mir passieren, daß meine Finger bei Kälte weiß wurden und nicht einmal im heißen Wasser zu durchbluten waren. Heute kommt das nicht mehr vor. Auch habe ich aufgehört, die Nägel zu lackieren. Es ist wunderbar, beobachten zu können, wie sie immer besser duchblutet werden und von alleine wieder eine rote Färbung annehmen. Leider hinken meine Fußnägel noch stark nach.

Die Farbe unserer Finger- und Zehennägel sagt nicht nur etwas über die gute oder schlechte Durchblutung dieser Körperteile aus. Vielmehr wissen wir aus der **Meridianlehre**, daß hier wichtige Energiebahnen beginnen oder enden können. Die Chinesen unterscheiden zwölf Hauptmeridiane. Das sind an der Hand die drei Yin-Meridiane Lunge, Herz, Pericard sowie die Yang-Meridiane Dünndarm, Drei-

Erwärmer und Dickdarm. Am Fuß haben wir als Yin-Meridiane den Milz-, Nieren- und Lebermeridian und als Yang-Meridiane Blase, Gallenblase und Magen. Sie verlaufen vertikal und hauptsächlich in tieferen Schichten. Daneben gibt es noch acht außergewöhnliche Gefäße, die sich auf der Körperoberfläche verteilen. Des weiteren gibt es noch Nebengefäße und Meridianverbindungen.

Die Kirlianphotographie weist den Erfolg des Teilfastens nach

Aus der Kirlianphotographie ist bekannt, daß Endpunkte an Fingern und Zehen gewissen Organen zugeordnet sind und sich aus der fototechnisch meßbaren Abstrahlungskraft Rückschlüsse auf den Gesundheitszustand der betreffenden Organe ziehen lassen. So stehen der Daumen mit Lymphe/Lunge, der Zeigefinger mit Dickdarm/Wirbelsäule sowie Gefäße/Kreislauf, der Mittelfinger mit Niere/Leber, der Ringfinger mit Psyche/Hormonen und der kleine Finger mit Dünndarm/Herz in Verbindung.
Bei den Füßen laufen am großen Zeh außen Milz/Pankreas sowie innen Lebermeridian zusammen. Der zweite Zeh steht mit Gelenken/Magen in Verbindung, der Mittelzeh mit Bindegewebe/Haut, der vierte Zeh mit Fettstoffwechsel/Galle und der kleine Zeh mit Niere/Blase.

Sie sollten einmal vor und einmal nach dem Teilfasten eine Kirlianphotographie machen lassen. Hiermit kann der Erfolg des Teilfastens auch technisch nachgewiesen werden – was Ihnen Ihr körperliches Wohlbefinden aber sicher bereits signalisiert hat.
Der sowjetische Elektroingenieur Semjon Kirlian entdeckte vor über 50 Jahren, daß die von Lebewesen ausgestrahlte Lebensenergie unter einem bestimmten Hochspannungsfeld für das menschliche Auge sichtbar gemacht werden kann.
Später wurde diese **„Energetische Terminalpunkt-Diagnose“** weiter ausgebaut und findet besonders bei einigen Heilpraktikern Anwendung. Der gesunde Strahlenkranz von Fingern und Zehen ist auf dem Fotopapier feinstrahlig, faserig und wie ein nach außen sich verästelnder Flaum zu erkennen. Je nach Veränderung in Dichte, Länge, Ausfällen und dunklen Punkten oder Konglomeraten können Rückschlüsse auf den Funktionszustand der einzelnen Organe oder auf den gesamten Gesundheitszustand gezogen werden.
Im Jahre 1991 hatte ich mir einmal vor und einmal nach dem „Radeln mit Früchten um den Bodensee“, das ich damals für das Samariterwerk in Volkertshausen initiiert hatte, ein Kirlianbild machen lassen. Ich war überrascht über den „sichtbaren“ Erfolg dieser Ernährungs-/Bewegungstherapie. Damals propagierte ich noch das Teilfasten mit Früchten. Da wir aber in unseren Breitengraden zu wenig ausgereifte Früchte bekommen und beim Genuß

von unreifem Obst nicht aus der Übersäuerung kommen, habe ich die Idee fallen lassen müssen.

Massagen fördern die Entsäuerung

Unterstützend bei der Entsäuerung wirken auch Massagen. Über die Empfehlung, die Schwimmhäute zwischen den Fingern und Zehen zu massieren, sprach ich schon im Zusammenhang mit der Lymphe. Ich darf nochmals darauf hinweisen, daß dies der einzige Griff ist, der entgegen dem Lauf der Lymphbahnen ausgeführt wird. Dabei werden die Zwischenräume zwischen den Fingern, die Schwimmhäute, mit dem Daumen der anderen Hand ausgestrichen. Falls dies schmerzhaft ist, könnte ein Lymphstau vorliegen.

Weitere Massagemöglichkeiten am Fuß bietet die **Fußreflexzonenmassage.** Sie ist in erster Linie als therapeutische Maßnahme gedacht, das heißt Sie gehen zu einer in der Fußreflexzonenmassage ausgebildeten Person und lassen sich behandeln – im wahrsten Sinne des Wortes. Hanne Marquardt, die diese Technik und Therapie in Deutschland am stärksten beeinflußt hat, bildet Personen aus dem medizinischen Bereich fundiert aus. Eine Adressenliste der ausgebildeten Therapeuten können Sie in der Lehrstätte Marquardt, 78126 Königsfeld-Burgberg anfordern.

Aber es gibt auch Möglichkeiten, selbst etwas an seinen Füßen zu tun. Obwohl ich selbst ausgebildete Therapeutin bei Hanne Marquardt bin, möchte ich Sie immer wieder auf die Selbstverantwortung hinweisen und Ihnen Anregungen geben, was Sie selbst dazu beitragen können, sich gesund zu erhalten oder wieder gesund zu machen. Darin treffe ich mich auch mit Dr. Renate Collier, die nicht nur für den Darm die Selbstmassage propagiert, sondern auch eine „Bein-Selbstmassage" entwickelt hat.

Massagen zur Förderung des Lymphabflusses

Ohne daß Sie jetzt bis ins einzelne jeden Griff auswendig lernen und sich stur danach richten müssen, möchte ich Ihnen wesentliche Grundeinsichten vermitteln, nach denen Sie sich massieren können:

- **massieren Sie immer entlang dem Lymphabfluß**
- **massieren Sie in Richtung zu den Lymphknoten.**

Dazu ist es notwendig, den Lauf dieses feinen Geflechtes zu kennen. Auf diesem Gebiet hat das Ehepaar Astrid und Dr. phil. Emil Vodder Pionierarbeit geleistet. Später entwickelte sich in Deutschland vor allem die Schule um Dr. Földi im Schwarzwald. Über einige medizinische Aspekte habe ich bereits im Kapitel „Lymphe" geschrieben. Die Sammelpunkte der Lymphbahnen, in die wir hineinmassieren müssen, gehen aus der schematischen Darstellung der Lymphbahnen nach Dr. Vodder hervor. Als allgemeine Hilfe können Sie sich merken: Die Lymphe von Händen und Armen will in die Achsel massiert werden. Die Lymphe von Füßen und Bei-

nen will an der Rückseite des Unterschenkels in die Kniekehle, an der Oberseite des Unterschenkels in die Innenseite der Knie und weiter in die Leistenbeuge massiert werden.
Die Lymphe vom Kopf wird teilweise zu den Ohren (Stirn, Augen, obere Wangen), teilweise zum Unterkiefer (Nase, Mund, Kinn) und von dort von der Mitte in Richtung Ohren massiert (siehe Seite 204/205). Am Hals haben wir ein großes Abflußsammelgefäß, das in die Grübchen am Schlüsselbein führt. Dorthin dürfen Sie auch massieren, wenn Sie unter Verspannungen (Gelosen, Übersäuerungen) des Nackens und der Schulter zu leiden haben.
Bedenken Sie, daß sich die Wirbelsäule und analog die Mitte unserer Vorderseite wie eine Wasserscheide verhält, das heißt Sie massieren immer von der Körpermitte zur Seite. Wenn Sie das nicht beachten und darüber massieren, kann dies zu Empfindlichkeitsstörungen führen – was Sie selbst bemerken werden.
Machen Sie erst den Lymphabfluß, die Lymphknoten, frei, damit die Lymphe der neuen Aufgabe gewachsen ist. Bei der Lymphmassage bringen wir die träge Lymphflüssigkeit zum Fließen. Da die Lymphe aber immer wieder in den Klärwerken, den Lymphknoten, gereinigt wird, müssen wir stets erst die Lymphknoten freibekommen, damit diese für den neuen Ansturm gewappnet sind.

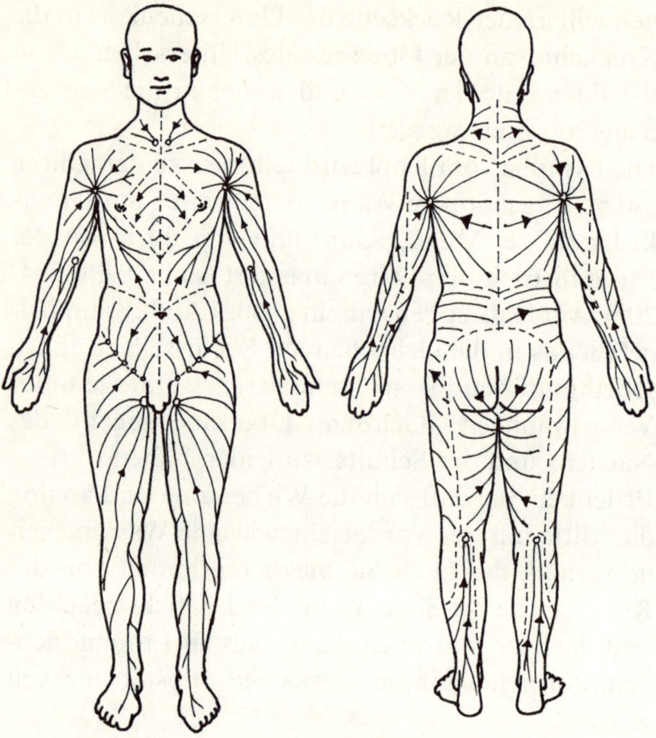

Die Lymphbahnen nach Dr. Vodder

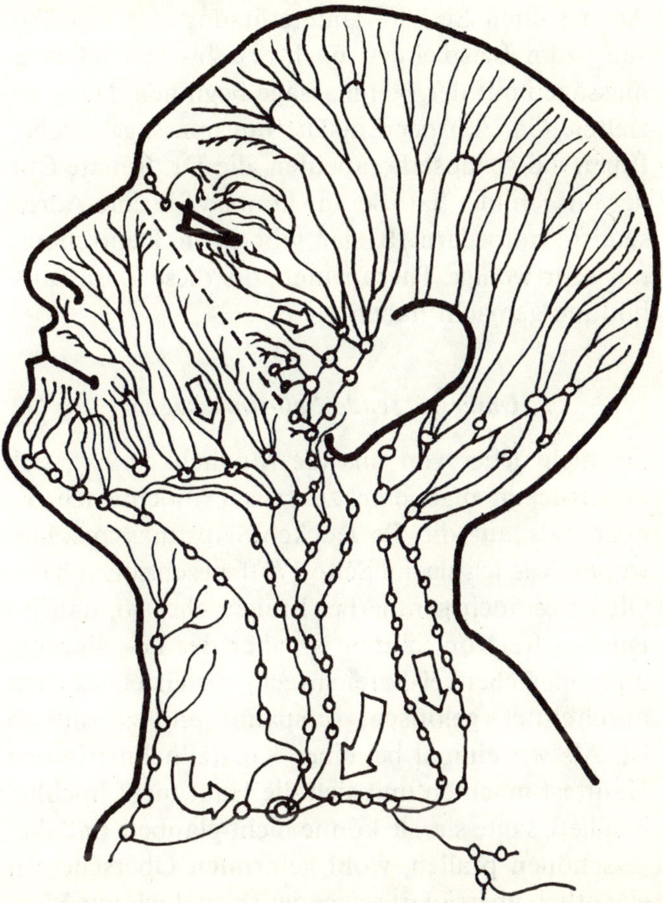

Die Lymphbahnen im Kopfbereich

Auch sollten Sie zur Unterstützung der Entsäuerung zum Beispiel erst nach drei bis vier Rückenmassagen mit der Beinmassage beginnen. Diese gezielten Ganzkörper-Entsäuerungsmassagen geben Ihnen die Azidosetherapeuten, die Dr. Renate Collier ausgebildet hat. Bei ihr können Sie eine Adressenliste anfordern. Bisher gibt es in Deutschland nur sehr wenige Therapeuten, die diese Zusatzausbildung gemacht haben.

Unterstützende Selbstmassagen

Da nicht jeder von uns die Möglichkeit hat, sich den Rücken massieren zu lassen, möchte ich Sie nochmals auf die Po/Rücken-Selbstmassage hinweisen, wie ich sie auf Seite 175ff. beschrieben habe. Oft ist es auch gerade bei Frauen eher so, daß ihr Rücken frei von Säuren ist, aber der Po-, Becken- und Oberschenkel-Bereich recht verhärtet, schlecht durchblutet, gelotisch, verspannt und zellulitisch ist. Als wir einmal bei einer Kursteilnehmerin den Hauttest machten und sich die Haut nicht hochheben ließ, sagte sie, sie könne nicht glauben, daß diese schönen prallen, wohl geformten Oberschenkel eigentlich übersäuert seien, das seien doch nur Muskeln. Daß die Haut dick gelotisch und unverschiebbar darüber lag, konnte sie nicht glauben.
Aber Sie werden es selbst erleben. Auch in diesem Bereich muß die Haut über den Muskeln verschiebbar sein. Viele Männer haben damit überhaupt kei-

ne Schwierigkeiten. Das Unterhautbindegewebe darf nicht erstarrt und gelotisch sein, denn sonst kann dort nichts mehr fließen – somit erlischt die große Reaktionsbereitschaft. Das sind dann auch die Stellen, die meistens kalt bleiben, schlecht durchblutet sind und selbst den Schröpfgläsern widerstehen. Es gibt zwar eine kurzfristige Durchblutung, sichtbar an den roten Kreisen, was aber nicht von Dauer ist.
Von daher ist es ungeheuer wichtig, gerade hier durch Selbstmassage unterstützend einzugreifen. Das geht besonders gut im warmen Wasser, sei es in der häuslichen Badewanne oder in gut temperierten Schwimmbädern. Aber auch die Massage im Trokkenen, auf dem Teppich, im Bett oder auf dem Gras ist denkbar.
Wenn wir die Beine massieren, ist es notwendig, daß die Lymphknoten der Leistenbeuge frei sind. Deshalb ist es wichtig, den Lymphabfluß von dort als erstes anzuregen. Das geschieht meiner Ansicht nach am besten mit der sogenannten **Schmetterlingsübung**: Sie setzen sich auf den Boden, ziehen die Beine ganz nahe an den Körper, legen die Fußsohlen aneinander, halten sie mit den Händen umschlungen und wippen nun mit den Knien auf und ab. Da wir diese Entlastung immer wieder zwischendurch machen, werden Sie spüren, wie die Übung mit der Zeit immer leichter geht. Und Sie werden sich auch leichter fühlen, so, als wollten Sie wie ein Schmetterling zum Fliegen starten.

Bedenken wir, daß unser Herz pro Minute etwa fünf bis sieben Liter Blut in unseren Kreislauf pumpt. Das bedeutet, daß das Blut, so weit es nicht in den Speicherorganen Leber und Milz ist, ein- bis zweimal pro Minute durch den Körper läuft. Die Lymphe dagegen ist bedeutend langsamer: sie gibt sich mit einem Körperdurchlauf in 24 Stunden zufrieden. Das müssen wir bei unseren Massagen ebenfalls bedenken. Deshalb müssen wir immer erst die Teile massieren, welche den Sammelbereichen am nächsten liegen. Für die Füße bedeutet das, wir beginnen mit den Oberschenkeln (hierzu die folgende Beinselbstmassage, die weitgehend auf Dr. Renate Collier zurückgeht).

Die Oberschenkelmassage

Wir beginnen mit einem breitflächigen, den gesamten Oberschenkel umspannenden Griff, der vom Knie zur Leistenbeuge streicht. Im Grunde genommen ist es egal, mit welchen Griffen Sie anschließend stärker ins Gewebe eingreifen, um die Lymphe in Richtung Herzen zum Fließen anzuregen. Ich empfehle gerne den **„Donau-Wellen-Griff“**.
In Süddeutschland wird mit Vorliebe ein Kuchen gebacken, der aus zwei farblich unterschiedlichen Teigen besteht, einem dunklen und einem hellen. Der Kunst der Hausfrau ist es überlassen, den Kuchenteig unterschiedlich dick auf dem Blech aufzu-

tragen, so daß der Eindruck von hellen und dunklen Wellen entsteht: Donauwellen.
Dieses Bild kommt mir immer beim Hautwechselgriff, wenn mal mit der rechten, mal mit der linken Hand abwechselnd die Haut am Oberschenkel hochgezogen und kräftig vom Knie bis zur Leistenbeuge durchgewalkt wird. Teilen Sie sich den Oberschenkel in bestimmte Längsstreifen ein und vergessen Sie die Unterseite nicht. Streifen für Streifen massieren Sie vom Knie zur Leistenbeuge hin. Die Po-Seite können Sie ebenfalls, über den Beckenkamm kommend, in die Leistenbeuge massieren. Am Schluß streichen Sie mit allen Fingern oder ganzflächig mit der Hand von der Kniekehle zur Leistenbeuge. Die Übung wird abgeschlossen mit dem Schmetterling.

Die Kniemassage

Als nächstes ist das Knie an der Reihe. Bei Männern und dünnen Frauen gibt das Knie überhaupt keinen Anlaß zum Massieren. Bei anderen aber zeigt sich besonders an der Innenseite des Knies häufig eine teigige Verdickung. Hier laufen nicht nur einige Lymphbahnen gebündelt zusammen, sondern auch Meridiane treffen sich hier. Von daher ist mit dieser Massage gleichzeitig ein Effekt auf die Energiebahnen gegeben.
Mir fällt immer wieder auf, daß sich die Haut gerade in diesem Bereich manchmal anfühlt wie ein mit

Luftblasen gefülltes Plastikfutter, das wertvolles Porzellan beim Transport schützt. Das setzt aber erst bei einem gewissen Grad der Entsäuerung ein. Vorher, im gelotischen Zustand, ist das Innenkniepolster ganz starr. Ich meine, es ist sehr wichtig, sich gerade mit den Knien zu beschäftigen. Diese Kniemassage trägt zur gesteigerten Durchblutung und damit zur besseren Ernährung dieses sensiblen und störungsanfälligen Körperteiles bei. Den Abschluß bilden das breitflächige Streichen des Oberschenkels zur Leistenbeuge und der Schmetterling.
Sie merken, ich vermeide „Mengenangaben", das heißt, wie oft Sie welchen Griff zu machen haben. Ich möchte, daß Sie es selbst merken und spüren, daß Ihr Körpergefühl geweckt wird und daß Sie eigenverantwortlich handeln.

Die Unterschenkelmassage

Als nächstes ist der Unterschenkel an der Reihe. Hier erfolgt, wie beim Oberschenkel, wieder erst ein allgemeines Ausstreichen: von der Fessel bis zur Kniekehle. Dann bearbeiten wir den Unterschenkel – wieder streifenförmig am Knöchel beginnend. Auch hier bietet sich der Donauwellen-Wechselgriff an. Das kann sehr schmerzhaft sein.
Erinnern Sie sich, Schmerzen bedeuten Säuren und Säuren können sich nicht nur im Unterhautbindegewebe, sondern auch an Sehnen ablagern (zum Beispiel Tennisellenbogen). Dennoch möchte ich

Sie ermutigen, diese Griffe gleichmäßig bis zur Schmerzgrenze auszuführen. Sie sollten dabei aber nicht den Helden spielen und meinen, es sei besonders tapfer, Schmerzen zu ertragen. Ich meine, es soll Ihnen auch noch Freude bereiten, sich zu massieren oder massiert zu werden. Übereilen Sie nichts. Wenn die Säuren stärker abgebaut sind, lassen die Schmerzen nach. Und der Effekt ist sicher besser, wenn sich auch Ihre Seele wohlfühlt. ...
Auch hier gilt: zum Schluß ausstreichen, vom Knöchel bis zur Leistenbeuge (eine gute Übung, die gleichzeitig für Leber/Galle eine Wohltat ist) und mit dem Schmetterling abrunden.

Die Fußmassage

Bei uns ist der Fuß ein zu wenig beachteter und zu wenig geschätzter Körperteil. Tag für Tag, bei Hitze und Kälte, bei Frust und Lust, jahraus, jahrein tragen uns die Füße. Mit der Zeit haben sich Deformationen, Druckstellen, Verhornungen, Hühneraugen oder sonstige sicht- und spürbare Zeichen eingestellt. Und dennoch verrichten die Füße ihre Aufgabe, ohne zu klagen. Zu welch erstaunlichen Leistungen sie eigentlich fähig sind, zeigen uns Menschen, die ohne Arme oder Hände leben müssen und bei denen die Füße diese Aufgaben übernommen haben. Von daher sollten wir besonders liebevoll mit den unteren Extremitäten umgehen.

Ich möchte nochmals zwei Dinge ins Gedächtnis rufen: einmal sind die Füße End-/Anfangspunkte von verschiedenen Meridianen. Zum anderen sind die Füße nach der Fußreflexzonenmassage eine **Abbildung unseres Körpers im Kleinen**. Stellen Sie die Füße nebeneinander und schauen Sie sie sich an. Sie blicken sich praktisch ins Gesicht: die Zehen kennzeichnen den Kopfbereich; der Mittelfuß stellt den Brustbereich dar; die Fußwurzelknochen und die Ferse kennzeichnen den Bauch/Beckenbereich; die Nahtstelle vom rechten und linken Fuß stellt die Wirbelsäule dar. Diese grobe Zuordnung mag genügen. Denn mir geht es nur darum, daß Sie Ihren Fuß mit allen möglichen Übungen besser durchbluten, beweglicher machen und somit zur Fußgesundheit und vielleicht zur Organgesundheit beitragen.
Kreisen Sie den Knöchel in alle Richtungen: rechts, links, oben, unten. Machen Sie Übungen mit den Zehen: krallen, kreisen, strecken, spreizen. Versuchen Sie, mal nur den Vorfuß zu bewegen: nach rechts, links, oben, unten, kreisend. Sie werden erstaunt sein, wie unbeweglich dieser Bereich ist. Kein Wunder, daß sich Harnsäurekristalle mit Vorliebe im großen Zeh unliebsam bemerkbar machen.
Nehmen Sie sich gerade mal diese Fußpartie besonders vor. Versuchen Sie, die einzelnen **Zehengrundgelenke** gegeneinander zu verschieben. Legen Sie dazu die Daumen von oben auf das erste beziehungsweise zweite Grundgelenk, die übrigen Finger liegen auf der Fußsohle. Versuchen Sie, die beiden

Gelenke gegeneinander zu verschieben. Zuerst das Grundgelenk vom großen Zeh und seinem Nachbarn und dann fortlaufend die übrigen. Meist ist die Beweglichkeit beim Gelenk des kleinen Zehes noch gegeben, beim großen aber nicht mehr. Hier gilt es, viel zu tun.

Dr. Renate Collier, die, wie bereits erwähnt, die Bein-Selbstmassage zur Entsäuerung empfiehlt, hat besonders viele Griffe für die Fußmassage parat. Streichen Sie als erstes mit der geschlossenen Faust die Fußsohle von den Zehenspitzen bis zur Ferse mehrmals aus. Nehmen Sie als nächstes eine Hautfalte. Fangen Sie beim kleinen Zeh an und massieren Sie vom Zeh zur Ferse. Ebenso vom großen Zeh zur Ferse. Am Anfang wird es Ihnen meist gar nicht gelingen, eine Hautfalte zu packen. Geben Sie nicht auf! Mit zunehmender Entsäuerung bessert es sich. Drehen Sie als nächstes jeden einzelnen Zeh einmal im Uhrzeigersinn, einmal entgegen, um diese Gelenke beweglicher zu bekommen. Massieren Sie die Haut zwischen den Zehen, die Schwimmhäute. Je schmerzhafter dies ist, desto stärker ist Ihr Lymphsystem wahrscheinlich belastet. Bei diesem einzigen Griff entgegen der Lymphbahn können Sie auch bereits beim Mittelfußknochen beginnen und in die Zehenzwischenräume hineinmassieren.

Weiterhin empfiehlt Renate Collier noch den **Hammerzehengriff** und den **Knacksgriff**. Beim ersteren fassen beide Hände mit allen Fingern unter den vorderen Zehenballen und drücken diesen nach oben,

während beide Daumenballen auf dem Fußrücken von der Mitte seitlich über den Großzehen- und Kleinzehenballen streichen.
Beim Knacksgriff fixiert der Mittelfinger einer Hand das Zehengrundgelenk, während der Daumen der anderen Hand die Zehe kräftig nach unten streicht. Dabei entsteht häufig ein Knacksgeräusch, was noch für eine gewisse Beweglichkeit dieser Zehen spricht. Häufig ist das Gelenk derart unbeweglich, verkalkt, daß die Verschiebbarkeit innerhalb des Gelenkes nicht mehr gegeben ist.
Kneten, walken, streicheln, massieren Sie Ihre Füße, sie werden Ihnen dankbar sein. Am Schluß das ganzflächige Ausstreichen nicht vergessen: erst bis zur Kniekehle, dann zur Leistenbeuge, dann den Oberkörper vorbeugen und den ganzen Fuß von den Zehen bis zum Becken streichen. Auch hier kommt am Schluß der Schmetterling.
Es ist bedauerlich, daß wir heutzutage kaum noch barfuß gehen, selbst die kleinen Kinderfüßchen werden frühzeitig in mehr oder weniger schöne Schuhe gesteckt und gezwängt. **Barfußgehen** ist nicht nur eine gute Massage und Stimulation, sondern wir können auch schlechte Energien abfließen lassen und Energien aus dem Boden, der Erde aufnehmen. Beobachten Sie mal einen Menschen, der wütend ist: kleine Kinder trampeln kräftig auf den Boden, und auch Erwachsene scheinen sich beim Hin- und Herlaufen abzureagieren.

Massagen bringen etwas in Bewegung

Das Grundanliegen der Massagen ist sicher, etwas in Bewegung zu bringen:

- **Das Blut**, damit durch eine bessere Durchblutung eine bessere Nährstoffversorgung erfolgt.
  Aber auch der Abtransport von ausscheidungspflichtigen Substanzen wird verbessert.
- **Die Lymphe**, um die Entgiftung und Entschlakkung anzuregen.
- **Die Nervenbahnen und Energiesysteme**, um auch hier wieder einen Fluß entstehen zu lassen.
- **Feinstoffliche Bereiche** in uns, die wir mit unseren augenblicklichen technischen Möglichkeiten noch gar nicht verifizieren können.

Auf jeden Fall werden Sie spüren, wie sich Ihr Körper saniert, im wahrsten Sinne des Wortes: denn Sanieren kommt vom lateinischen Wort sanatio, „Heil“. Auch wenn Sie tagelang keine Veränderung auf der Waage bemerken, Ihr Körper tut was! Nehmen Sie ganz bewußt kleine Veränderungen wahr, freuen Sie sich darüber. Das ist mehr wert als bekümmert den Zeiger der Waage zu verfolgen.
Neben den speziellen Massagen unterstützen wir Azidosetherapeuten die Entsäuerung in unseren Kursen auch noch mit **Schröpfen**, was die Durchblutung des behandelten Areals stark fördert. Es gibt in Apotheken auch kleine Gläser zum Selbst-Schröpfen.

Knoblauch beschleunigt den Entgiftungsprozeß

Eine weitere Anregung, den Entgiftungs- und Heilungsprozeß zu beschleunigen, möchte ich Ihnen mit folgendem Rezept geben, das ich in „Natur & Heilen" 10/1993 fand: **die Knoblauch-Kur**. Dabei handelt es sich um ein altchinesisches Heilmittel, das den Körper, vor allem den Kopfbereich, von Fettablagerungen und Verkalkungen befreien soll. 200 Gramm Knoblauch werden geschält, gequetscht und mit 200 Gramm Alkohol (mindestens 92 Prozent, besser 96 Prozent) gut verschlossen im Glas 19 Tage lang kühl gestellt. Dann wird das Gemisch durch ein Leinentuch abgefiltert, und die Tinktur zwei bis drei Tage stehen gelassen. Anschließend beginnt die Kur.

Der Effekt liegt in der Steigerung der Dosis: beginnen Sie mit einem Tropfen morgens, steigern Sie auf zwei Tropfen mittags und drei Tropfen abends. Am nächsten Morgen folgen vier Tropfen, am Mittag fünf, bis Sie am fünften Abend 15 Tropfen, die höchste Dosierung, zu sich nehmen. Am nächsten Tag geht es in umgekehrter Reihenfolge weiter: also morgens 15 Tropfen, mittags 14 Tropfen und so weiter. In absteigender Folge sind es ebenfalls fünf Tage.

Wem diese Dosierung zu stark ist – das mag besonders für Kreislauf-Labile zutreffen –, der kann es auch bei einer einmaligen täglichen Steigerung belassen. Jeden Tag nehmen Sie bei einer einmaligen

Gabe einen Tropfen mehr, so daß Sie insgesamt 30 Tage für die Kur benötigen.
Ich habe diese Kur vor meiner Heilpraktiker-Prüfung gleich dreimal hintereinander gemacht. Ich wollte einfach mein Gehirn frei bekommen und die Lernfähigkeit steigern. Dieser Zustand trat auch ein. Aber Sie müssen damit rechnen, daß es anfangs zu massiven Entgiftungserscheinungen kommen kann wie Schmerzen im gesamten Kopf-/Nackenbereich und anderswo.
Wer keinen Knoblauch mag, kann die Knoblauch-Tropfen mit der gleichen Anzahl Tropfen von Zitronensaft zu sich nehmen. Eine weitere Variante ist, die Knoblauchtropfen in einem Glas mit lauwarmem Wasser oder mit Milch zu mischen. Bei Milch sollte aber darauf geachtet werden, daß es sich erstens um Frischmilch handelt und daß zweitens die Milch-Knoblauch-Mischung mindestens eine halbe Stunde vor der nächsten Mahlzeit eingenommen wird.

Zusammenfassung

- **Die Entsäuerung kann durch Nahrungsergänzungsstoffe unterstützt und beschleunigt werden.**
- **Sauerstoff verstärkt die Entgiftungsarbeit und Entsäuerung.**
- **Die Entsäuerung beim Teilfasten fördert die Durchblutung.**
- **Selbstmassagen können in vielen Körperbereichen Verhärtungen lösen, den Fluß im Organismus wieder in Gang bringen und die Entsäuerung unterstützen.**
- **Je schmerzhafter Massagen empfunden werden, desto belasteter ist das Lymphsystem und der Extrazellulärraum.**
- **Barfußgehen ist eine gute Massage und Stimulation.**
- **Schröpfbehandlungen unterstützen die Entsäuerung.**

Die körperlichen Rhythmen

Unser Körper hat einen gewissen zeitlichen Rhythmus, bei dem er sich vorwiegend auf bestimmte Tätigkeiten konzentriert. So wurde zum Beispiel bei den Chinesen eine Einteilung nach Yin und Yang vorgenommen: manche Organe wie Herz, Lunge, Milz, Leber und Nieren sind „yin". Gallenblase, Magen, Dickdarm, Dünndarm, Blase und Dreifacher-Erwärmer dagegen sind „yang". Diese Organe lassen sich wiederum einer verstärkten Tätigkeit am Tage (yang) beziehungsweise bei Nacht (yin) zuordnen.
Aus dieser chinesischen Lehre hat sich sogar eine **„Organuhr"** entwickelt. Im Rahmen dieser Lehre wird zum Beispiel vorgeschlagen, das der Organuhr zugeordnete Organ untersuchen zu lassen, wenn man nachts immer wieder zu bestimmten Zeiten erwacht oder wenn Schmerzen immer zu bestimmten Zeiten auftreten.

Unsere Organe funktionieren am besten zu bestimmten Zeiten

Nach der Akupunkturlehre beschreibt der „Kreislauf der Energie" die Zeiten der **„Organmaximalzeiten"** (nach Stiefvater) wie folgt:
Drei bis fünf Uhr Lunge, fünf bis sieben Uhr Dickdarm, sieben bis neun Uhr Magen, neun bis elf Uhr

Milz/Pankreas, elf bis 13 Uhr Herz, 13 bis 15 Uhr Dünndarm, 15 bis 17 Uhr Blase, 17 bis 19 Uhr Nieren, 19 bis 21 Uhr Kreislauf/Sexualsystem, 21 bis 23 Uhr Dreifach-Erwärmer, 23 bis ein Uhr Gallenblase, ein bis drei Uhr Leber.

Das würde bedeuten, daß der Dickdarm morgens maximal funktioniert und dann auch die erste Stuhlentleerung erfolgen sollte. Der Magen wiederum sollte bis neun Uhr reichlich Nahrung zu sich nehmen, um beispielsweise die Energie an die anderen Organe weiterzugeben.

Menschen, die sich diesem Rhythmus anpassen, scheinen harmonischer zu leben. Leider ist aber die Frage: inwieweit können wir in der heutigen Zeit der Natur und der Harmonie nach leben? Und inwieweit können wir Sachzwänge vermeiden, die uns eine andere, ungesunde Lebensführung aufzwingen. Es ist erstaunlich, wie sich gerade Jugendliche immer mehr von dieser Natürlichkeit entfernen. Der Spruch „Der Schlaf vor Mitternacht ist gesünder", wird belächelt. Und die Organisatoren von Wochenend-Veranstaltungen stellen fest, daß es erst um 23 Uhr so richtig los geht. Anwohner, die in der Nähe von Discos oder ähnlichen Etablissements wohnen, werden aus dem Schlaf gerissen durch lärmendes Verhalten und zuschlagende Autotüren. Und zwar gerade zu der Zeit, da sie nach der Organuhr und nach dem Naturschlaf eigentlich aufstehen könnten. Bloß, das wissen sie nicht und ärgern sich nur, daß sie nicht mehr einschlafen können.

Weiterhin gilt zu bedenken, daß unser Rhythmus auch noch von zwei wichtigen Nervenpaaren beeinflußt wird: dem Sympathikus und dem Parasympathikus. Der Sympathikus steht für Mobilisierung der Energie, der Parasympathikus für Erholung (vereinfacht gesagt). Bezogen auf die Organuhr besagt dies, daß von morgens drei Uhr bis nachmittags 15 Uhr der Sympathikus vorherrscht, während uns der Parasympathikus von 15 Uhr bis morgens drei Uhr beeinflußt. Auf Säuren und Basen bezogen heißt dies: die Zeit von drei bis 15 Uhr steht für die Säurefluten, die Zeit von 15 bis drei Uhr für die Basenfluten.

Nach 15 Uhr nimmt die Energie deutlich ab

Mathematisch ausgedrückt können wir diesen Rhythmus mit einer Sinuskurve vergleichen: morgens um drei Uhr beginnt sie bei Null, erreicht ihren Höhepunkt morgens um neun Uhr, durchschreitet nachmittags um 15 Uhr die Nullinie und erreicht um 21 Uhr den absoluten Tiefpunkt. Das wäre der geeignete Augenblick, um sich schlafen zu legen. Achten Sie einmal darauf, wie oft Sie gerade zu dieser Zeit zu gähnen anfangen. Oder gehören Sie gar zu jenen Menschen, die vor dem Fernseher einschlafen, obwohl sich doch die Intendanten die größte Mühe geben, äußerst interessante Sendungen auf immer spätere Uhrzeiten zu legen?

So zitiert Kurt Allgeier in seinem Buch **„Die geheimen Heilrezepte des Nostradamus“** den großen Seher und Propheten des 16. Jahrhunderts mit folgenden Worten:
„Denken Sie daran, wenn Sie nicht mehr zu den ganz jungen Menschen gehören sollten: es raubt dem Körper seine Kräfte in übergroßem Maße, wenn Sie besonders schwere Arbeiten nach drei Uhr nachmittags verrichten. Zwischen neun Uhr abends und drei Uhr morgens sollten Sie überhaupt nichts Anstrengendes tun, vor allem dann nicht, wenn Sie nicht ganz gesund sind oder sich vorübergehend nicht wohlfühlen. Man muß nämlich seinen Rhythmus kennen: zwischen drei Uhr nachmittags und neun Uhr abends ist man am anfälligsten für negative Kräfte in der Umwelt. Zwischen neun Uhr abends und drei Uhr morgens sammeln und erneuern sich die Körperkräfte. In dieser Zeit bietet der Körper Angriffspunkte für die schädlichen Energien der Erde. Um neun Uhr morgens dagegen sind alle Geschöpfe, Menschen, Tiere, Pflanzen und Mineralien, mit der Erde in bestmöglichem Einklang und besitzen deshalb die größte Kraft und die meiste Energie ...“.

Ich gehöre selbst zu den Menschen, denen man dies nicht oft genug vor Augen halten kann. Ich bin aber überzeugt davon, daß wir (ich) einen Raubbau mit unseren Kräften treiben, wenn wir permanent gegen den natürlichen Rhythmus verstoßen. Ganz besonders schlimm davon betroffen sind Schichtarbeiter, die diese Disharmonie zwar spüren, aber selten ändern können.

Auf den richtigen Zeitpunkt kommt es an – auch beim Fasten

Mit viel Erfolg verkauft sich augenblicklich ein Buch mit dem Titel „Vom richtigen Zeitpunkt – Die Anwendung des Mondkalenders im täglichen Leben" von Johanna Paungger und Thomas Poppe (Verlag Hugendubel). Auch hier wird uns eindringlich vor Augen geführt, daß wir ein Teil des Ganzen, des Kosmos sind – so wir noch lebendig genug sind, es zu spüren.
Ich habe noch nicht alle Empfehlungen aus diesem Buch am eigenen Leibe nachvollziehen können. Daß man bei abnehmendem Mond besser abnimmt als bei zunehmendem, war mir schon vorher aufgefallen. Um Defizite an basischen Substanzen zu ersetzen, müßte man demzufolge die Zeit des zunehmenden Mondes wählen. Einen Neumondtag als Fastentag zu wählen ist sicher eine nachahmenswerte Idee.
Interessant ist der Zusammenhang von Körperregionen, die der Mond in seiner Umlaufbahn gerade durchschreitet und die einem bestimmten Sternzeichen zugeordnet werden. Das beginnt bei der Kopfregion des Widders und hört bei den untersten Ex-

tremitäten des Fisches auf. Man könnte geradezu von einer **„Mond-Organuhr“** sprechen. Wenn der Mond das Tierkreiszeichen durchschreitet, also zum Beispiel den Widder, dann sollte man an diesen Tagen alles meiden, was für Kopf, Gehirn, Nase und Augen schädlich ist (vor allem chirurgische Eingriffe!). Und man sollte alles nützen und besonders bevorzugen, was dem Wohlbefinden dient. Bezieht man noch die zunehmende beziehungsweise abnehmende Mondphase ein, so sollen diese Effekte medizinisch nutzbar sein.
Wichtig ist sicher der richtige Zeitpunkt, an dem wir etwas tun oder nicht. Die Griechen nannten dies **„Kairos“**, was für sie bedeutete: das richtige Maß oder die richtigen Zeitumstände, die sich zum Guten, aber auch zum Schlechten wenden können. Wir haben es selbst in der Hand, was wir aus unserem Leben, aus unserer Gesundheit machen.

Der richtige Zeitpunkt für das Fasten ist individuell verschieden

Den richtigen Zeitpunkt für das Teilfasten zu finden ist manchmal nicht leicht. Wir werden häufig noch die eine oder andere Ausrede haben, warum es einfach jetzt nicht geht (die eine oder andere Einladung steht noch bevor, eine Reise, das Kantinenessen, die Operation, die Tagung). Horchen Sie in sich hinein. Signalisiert Ihnen Ihr Körper nicht schon lange, daß es so nicht mehr weiter geht?

Die Religionen haben für die körperlich-seelisch-geistige Erneuerung die Fastenzeiten vorgesehen. Vielleicht beginnen auch Sie im Frühjahr oder in der Adventszeit mit dem Fasten, um einen neuen Anfang zu setzen. Der abnehmende Mond hilft Ihnen, wenn es Ihnen vordergründig um das Abnehmen geht. Der zunehmende Mond hilft Ihnen, wenn Sie Ihrem Körper erst einmal viele basische Mineralstoffe zuführen wollen, wenn Sie Defizite abbauen wollen, damit die Entsäuerung leichter fällt. Die einen werden es über den Kopf machen, indem sie sich selbst beobachten und dann ihren Weg finden. Die anderen haben vielleicht noch den Instinkt, das Gefühl, das sie zum richtigen Zeitpunkt anfangen läßt. Manchmal helfen auch Gruppentherapien, bei denen man den nötigen Anstoß erhält. So gebe ich im Sommer Kurse „Radeln und Wandern im Altmühltal bei basischer Kost“. Wenn Sie diesen Einstieg ergreifen wollen, würde ich mich sehr darüber freuen.

Egal zu welchen Mitteln Sie greifen, welchen Rhythmus Sie bevorzugen, welchem Typ Sie angehören: finden Sie Ihren eigenen Weg. Essen Sie nicht, wenn Sie keinen Hunger haben und essen Sie möglichst nicht zu spät am Abend. Oft ist das späte Essen nur ein Aufputschen, um noch weiterarbeiten zu können und die Müdigkeit zu vertreiben. Verwechseln Sie nicht Hunger mit Durst, und unterdrücken Sie Ihr Schlafbedürfnis nicht mit Süßigkeiten oder Kaffee.

Wenig starre Regeln beim Teilfasten

Sie finden bei mir wenig starre Regeln. Das mag dem einen gefallen, den anderen mag es irritieren. Ich darf nochmals wiederholen: was für den einen gut, sinnvoll und nützlich ist, muß für den anderen nicht zutreffen. So wie wir alle unser ureigenes Gewissen haben, orientiert an Normen, Regeln, Geboten, Erziehung, Religion, Ausbildung oder sonstigem, so haben wir auch unseren ureigensten Instinkt. Und unser Instinkt sagt uns, was jetzt für unseren Körper (der sich von anderen Körpern in fast allem unterscheidet) das Richtige ist.

Lernen Sie, Vertrauen zu haben, Vertrauen zu sich selbst. Natürlich scheint es einfacher, die Verantwortung für die Gesundheit – oder Krankheit – beim Empfang in der Arztpraxis abzugeben. Aber glauben Sie mir, kein Arzt weiß so gut wie Sie selbst – wie Ihr eigener Organismus –, was im Augenblick zur Wiederherstellung Ihres körperlich-seelisch-geistigen Wohlbefindens notwendig ist. Natürlich heißt das nicht, daß Sie bei einer Blinddarmentzündung nicht zum Arzt gehen sollen. Der Arzt hilft, aber heilen kann nur Ihr Organismus. Vertrauen Sie dieser Urheilkraft in Ihnen selbst.

Die Verantwortung für die Gesundheit selbst übernehmen

Sie sind für sich selbst verantwortlich! Diese Selbstverantwortung zu lernen ist nicht einfach. Aber

wenn Sie einmal einen Erfolg sehen, geht es auch bedeutend leichter. Deswegen habe ich die Eßempfehlungen in drei Gruppen aufgeteilt: in langsames, mittleres und schnelles Entgiften. Sie können das Tempo wählen, Sie können von einer Gruppe in die andere wechseln. Auch da werden Sie wieder bei Ihrer Eigenverantwortlichkeit gepackt.
Sie können die Schuld für Ihren Mißerfolg niemals anderen zuschieben. Den Erfolg für Ihre Gesundheit können Sie sich aber selbst gutschreiben: klare Augen, weniger Falten, eine gute Figur, eine glatte Haut, eine ausgeglichene Gemütslage, eine geistigseelische Harmonie, das alles werden Sie alleine erringen – ohne Tabletten und ohne zu hungern, wenn Ihnen die Umstellung in Ihrem Organismus gelingt, wenn Sie Ihren Instinkt wiederfinden.

Zusammenfassung

- **Ab neun Uhr morgens bis mittags haben wir die größte Energie.**
- **Zwischen 15 und 21 Uhr ist man am anfälligsten für negative Einflüsse aus der Umwelt.**
- **Zwischen 21 Uhr abends und drei Uhr morgens sammeln und erneuern sich die Körperkräfte.**
- **Die zunehmende und abnehmende Mondphase sollten bei medizinischen Eingriffen beachtet werden.**
- **Die abnehmende Mondphase hilft beim Abnehmen, die zunehmende bei der Entsäuerung.**
- **Kein Arzt weiß so gut wie wir selbst, wie unser innerer Arzt, was zur Wiederherstellung unseres körperlich-seelisch-geistigen Wohlbefindens notwendig ist.**

Die seelische Reinigung

Lassen Sie den Tag ruhig ausklingen. Verzichten Sie bewußt nicht nur auf Nahrung und Genußmittel, sondern auch auf die vielen anderen Ablenkungen des täglichen Alltags, wie zum Beispiel das Fernsehen. Ein Spaziergang, ein Vor-sich-hin-Dämmern, ein Entspannen, ein In-sich-zurück-Ziehen, eine Meditation sind eher angebracht.
Wenn Sie einmal sehr frustriert sind, tun Sie sich etwas Gutes. Aber bitte nicht mit Essen! Wie das bei jedem einzelnen aussehen mag, ist sicher unterschiedlich. Den einen kann der Kauf einer Blume und das Betrachten der schönen Farben und Formen erfreuen. Einem anderen bringt vielleicht ein Spaziergang in der Natur Wohlbefinden.

Die körperliche Reinigung bewirkt auch eine seelische

Wenn Ihre Seele friert, so sollten Sie darüber nachdenken, wo die Gründe dafür liegen. Ich bin keine Psychotherapeutin, weiß aber, daß gerade in unserer Zeit die seelischen Störungen immer mehr zunehmen, was nicht ohne Auswirkungen auf das körperliche Wohlbefinden bleibt. Viele Krankheiten sind Ausdruck einer Disharmonie zwischen Körper, Seele und Geist. Vielleicht zeigt Ihnen das Teilfasten einen Weg aus Ihrer Krise.

Für manche klingt es unvorstellbar, daß mit einer körperlichen Reinigung auch eine psychische, eine seelische einhergehen soll. Wenn wir aber bedenken, daß wir eine Einheit aus Körper, Seele und Geist sind, so ist es naheliegend, daß das eine in das andere übergreift, daß das eine mit dem anderen zusammenhängt.
Logischerweise wirkt eine Ernährungsumstellung auch auf den seelisch-geistigen Bereich. Nicht nur, daß durch die verbesserte Durchblutung die geistigen Fähigkeiten aktiviert werden: das Denkvermögen verbessert sich, das Langzeit- und Kurzzeitgedächtnis werden in ihrer Kapazität erweitert. Die Ernährungsumstellung bringt auch eine seelische Entsäuerung mit sich. Ein möglicher Zusammenhang zwischen Überernährung, Übersäuerung und Zunahme von physischer und psychischer Gewalt in unserer Welt soll nur angedeutet sein, ist in meinen Augen aber deutlich sicht- und spürbar.

Beachten Sie Signale der Seele aus dem Unbewußten

Sie sollten jetzt auch besonders auf Botschaften achten, die Ihre Seele aus dem Unterbewußtsein sendet. Leider läßt uns die Hektik des Tages oft keine Zeit, in uns hineinzuhorchen – dafür aber die Stille der Nacht.
Manche Kursteilnehmer haben ein stärkeres **Schlafbedürfnis**, andere wiederum kommen mit weniger

Schlaf aus. Das ist individuell verschieden und hängt auch vom Grad der „Vergiftung“ ab. Da die kräfteverzehrende Verdauungsarbeit durch die neue Art der Ernährung stark reduziert ist, kann sich der Körper mehr dem Gesundungsprozeß widmen. Manchmal ist dafür die Ruhe das Beste, was wir uns schenken können. Achten Sie auf Signale Ihres Körpers!

Viele Menschen behaupten von sich, nie oder fast nie zu träumen. Das ist wissenschaftlich widerlegt. Mit einer Reinigung des Körpers kommt auch eine verstärkte Sensibilität. Sie werden nachts öfter träumen, beziehungsweise Ihre Träume werden Ihnen stärker zum Bewußtsein kommen. Daß Träume keine Schäume sind, lehrt uns – im Gegensatz zum Volksmund – die Psychotherapie. Ich würde Ihnen empfehlen, ein **Traumtagebuch** zu führen, denn die Botschaften der Seele sind sicher nicht ohne Bedeutung. Sollten Sie große Probleme haben, können sich durch die Beschäftigung mit Ihren Träumen vielleicht Lösungsmöglichkeiten andeuten.

Träume können helfen, Probleme zu erkennen und zu bewältigen

In den Träumen kann sich manches Verdrängte, manches Unbewältigte wieder nach oben arbeiten. Bei dieser seelischen Arbeit mag Ihnen ein Traumtagebuch eine wertvolle Hilfe sein. Ich meine damit nicht, daß bestimmte Tiere, die im Traum erscheinen, bestimmte Deutungen zulassen und ähnliches. Ich meine damit vielmehr, daß Ihnen Ihre Seele etwas zu sagen hat. Etwas, das auf Ihre ganz persönliche Situation zutrifft.

Es wird auch nicht so sein, daß Sie einen Traum haben und jetzt genau wissen, wo es lang geht, was Sie zu tun haben. Aber immer wiederkehrende Träume, immer wiederkehrende Problembereiche sollten Ihre Beachtung finden.

Sie finden auf dem Bogen des beiliegenden Verlaufprotokolls eine extra Spalte „Träume", neben den Eintragungen für das körperliche Wohlbefinden, die Stimmung, das Gewicht, den Urin-pH-Wert und die Ernährung. Es ist gut, das Protokoll einige Zeit zu führen, auch, um bei einem erneuten Teilfasten Vergleiche zu haben.

Obwohl gerade ältere Menschen gerne behaupten, die ganze Nacht nicht geschlafen zu haben, ist erwiesen, daß es dies in der Praxis kaum gibt. So wie der Körper automatisch atmet, so überfällt ihn auch die Müdigkeit. Nur schenkt uns diese Art der Ernährung, wenn wir gereinigt sind, mehr Stunden der geistigen Gegenwart. Nutzen Sie dieses Geschenk!

Wenn Sie nachts aufwachen und nicht mehr weiterschlafen können, greifen Sie zu einem Buch, meditieren Sie, beschäftigen Sie sich mit etwas, wozu Ihnen die Hektik sonst keine Zeit läßt: lassen Sie die Seele baumeln. Sie werden sehen, wie die Müdigkeit, sofern Sie diese als Ausgleich zur Arbeit benötigen, ganz normal wieder zurückkehrt. Wenn nicht, nehmen Sie es als Geschenk, sich mit etwas anderem als Arbeit beschäftigen zu dürfen.

Zusammenfassung

- **Viele Krankheiten sind Ausdruck einer Disharmonie zwischen Körper, Seele und Geist.**
- **Die Ernährungsumstellung wirkt auch auf den seelisch-geistigen Bereich.**
- **Die Entsäuerung aktiviert die geistigen Fähigkeiten: das Denkvermögen verbessert sich.**
- **Mit der Reinigung des Körpers stellt sich eine verstärkte Sensibilität ein – für sich selbst und andere.**
- **Lassen Sie die Seele baumeln!**

Das Essen nach dem Teilfasten

Es wäre sehr schade, wenn Sie die entschlackende Wirkung dieser basischen Ernährungsweise mit viel Gemüse und Obst in kürzester Zeit wieder zunichte machen würden: mit einer stark übersäuernden Ernährung aus denaturiertem Tiereiweiß (Fleisch, Milch, Fisch, Eier), mit einem großen Brotverzehr und mit Genußmitteln wie Alkohol, Zigaretten und Kaffee.

Deshalb: versuchen Sie in Zukunft eine Ernährungsweise, die aus **20 Prozent Säurebildnern und 80 Prozent Basenbildnern** besteht. Also hin und wieder Tiereiweiß, aber sonst überwiegend Gemüse und reifes Obst. Hin und wieder Brot, aber als Aufstrich Bauernbutter und gesunde, reife Tomaten. (Keine Tomaten aus dem Treibhaus, da sie nicht von der Sonne verwöhnt wurden und nicht natürlich reifen konnten!)

Wichtig ist auch, daß Ihre Nahrung einen großen Frischkostanteil enthält: mindestens 30 Prozent, besser mehr. Wenn Sie Frischkost nicht vertragen, dann essen Sie wenigstens zarte Salatblätter. Das Ziel Ihrer Ernährung sollte die vitalstoffreiche Vollwertkost sein. Und Ihr Leitgedanke sollte der Ausspruch von Werner Kollath, einem der frühesten Ernährungswissenschaftler, werden:

Laßt die Nahrung so natürlich wie möglich!

Im folgenden eine Aufstellung jener Nahrungsmittel, die Sie in Zukunft unbedingt meiden sollten, und jener Lebensmittel, die zu Ihrem gesunden Ernährungsprogramm gehören.

Zu meiden sind:
- Auszugsmehle und daraus hergestellte Brote, Brötchen, Kuchen, Gebäcke
- Fabrikzucker und alle damit gesüßten Nahrungsmittel sowie sonstige isolierte, konzentrierte Zukkerarten
- Säfte, höchstens verdünnt oder beim strengen Fasten (Sie könnten niemals drei Kilogramm Karotten hintereinander essen, aber den Saft daraus trinken schon. Das ist aber ein zu starkes Nahrungskonzentrat)
- denaturierte Fette
- Schweinefleisch und daraus hergestellte Wurstsorten
- denaturierte Tiereiweiße
- Fertiggerichte
- Kaffee, Schwarztee, Alkohol

Zu empfehlen sind:
- viel frisches Obst, Kräuter und Gemüse, nach Möglichkeit aus biologischem Anbau
- Keime und Sprossen aus eigener Herstellung
- Bauernbutter und Erstpreßöle

- das Korn im ganzen am besten aus Dinkelgetreide für Kuchen, Nudeln und andere Teigwaren
- bei Bedarf nach Süßem: Trockenobst wie Rosinen, Feigen, Datteln, alles unbehandelt und ungeschwefelt
- bei Bedarf Mandeln, Nüsse und Sonnenblumenkerne, am besten über Nacht einweichen.

Bitte beachten Sie auch: leben und essen Sie möglichst einfach. Mischen Sie nicht zu viel bei einer Mahlzeit durcheinander.

Die veränderte Ernährung bringt auch eine veränderte Lebens- und Denkungsweise

Auch dem Einüben neuer Eßgewohnheiten sollten Sie Ihre Aufmerksamkeit schenken: langsames Kauen, sich Zeit lassen, sich auf das Essen (nicht auf das Fernsehen) konzentrieren, sich über das Angebotene freuen. Das Auge ißt mit. Verwenden Sie viele grüne Kräuter.
Bei der richtigen Motivation sind wir sicher alle noch lernfähig. Gandhi soll gesagt haben:
„Man soll jeden Tag so leben, als sei er der letzte im Leben. Aber man soll jeden Tag lernen, als hätte man das ewige Leben."
Gelingt es Ihnen, Ihre Ernährungsgewohnheiten dauerhaft zu verändern, so wird mit einer veränderten Ernährung auch eine veränderte Lebens- und Denkungsweise beginnen.

Daß der Ablauf eines chemischen Prozesses im menschlichen Organismus auch von der Psyche beeinflußt, wenn nicht sogar ausgelöst wird, läßt sich am folgenden Beispiel verdeutlichen: Im Süddeutschen kennt man den Begriff „sauer sein". Damit ist eine Gemütsverstimmung gemeint, ähnlich dem Ärger. Äußerlich erkennbar an herabhängenden Mundwinkeln und zusammengekniffenem Mund. Tatsache ist, daß hierbei nicht nur eine psychische Gereiztheit vorliegt, sondern sich auch der Speichel zur sauren Seite verändern kann.
Die Frage, die dann zwangsläufig kommen muß, ist: was ist zuerst da? Die psychische oder die physische Veränderung? Nun, wenn wir den Menschen als eine Einheit von Körper, Seele und Geist betrachten, so läßt sich das eine nicht von dem anderen trennen. Dennoch wage ich die Behauptung, daß sich Seele und Geist erst voll entfalten können, wenn der Körper gereinigt ist: frei von Säuren, Giften und Schlacken. Wenn der Mensch somit sensibel und aufnahmefähig ist für Immaterielles.

Die Einstellung zum Leben und Essen ist wichtig

Ich glaube, wichtiger als sich zu sorgen, ob man zum Beispiel bei unserer belasteten Umwelt die Schale eines Apfels mitessen darf oder nicht, ist die Einstellung zum Essen und zum Leben. Ob wir es positives Denken, Dankbarkeit, Liebe, Glauben oder wie auch immer nennen mögen.

Am Schluß möchte ich Ihnen noch einen Gedanken mitgeben, der mir bei meinem ersten Fastenseminar in Oberkirch auf einer Postkarte „entgegensprang“:

Nehmen und Greifen kann ich seit meiner Geburt. Geben und Loslassen muß ich noch lernen.

Ich wünsche Ihnen viel Erfolg und viel Kraft auf dem Weg zu einer selbstverantworteten und selbst wiederhergestellten Gesundheit von Körper, Seele und Geist.

Stufe	morgens	mittags	abends
Das strenge Teilfasten			
I	1-2 Glas Wasser	1-2 Glas Wasser	1-2 Glas Wasser
	Wasserhaltiges Gemüse oder reifes Obst	Salat aus rohem Gemüse mit Soße aus Avocado mit grünen Kräutern	Salat aus rohem Gemüse wie mittags
Das erweiterte Teilfasten			
II	1-2 Glas Wasser	1-2 Glas Wasser	1-2 Glas Wasser
	Wasserhaltiges Gemüse oder Gemüse oder Obst, möglichst nur 1 Sorte	1-2 Gemüsesorten als Salat mit Soße aus Avocado mit grünen Kräutern, 3-4 bißfeste Pellkartoffeln	halbrohe Gemüsesuppe oder wie mittags
Die basische Kost			
III	1-2 Glas Wasser	1-2 Glas Wasser	1-2 Glas Wasser
	Wasserhaltiges Gemüse oder reifes Obst	Salate, Gemüse Pellkartoffeln, Öle, Butter, Kräuter	halbrohe Gemüsesuppe oder wie mittags Pellkartoffeln

Bei der basischen Heilkost können Sie auch bereits am Morgen mit einer vollen Mahlzeit beginnen, am Nachmittag eine zweite zu sich nehmen und dafür am Abend nur eine Kleinigkeit zubereiten.

Den ganzen Tag über viel trinken. Aber nicht direkt zum oder nach dem Essen, sonst werden die Verdauungssäfte verdünnt. Am besten klares Quellwasser. Nach Mahlzeiten mit Pellkartoffeln drei bis vier Stunden mit der nächsten Mahlzeit warten. Sie dürfen sich satt essen!

Grundrezepte

Grundrezept für eine basische Mahlzeit

Kartoffeln waschen, Topf mit Sieb aufstellen, bis zum unteren Siebrand mit Wasser bedecken, Kartoffeln drauflegen, zum Kochen bringen und fünf Minuten kochen. In dieser Zeit Gemüse waschen, Salat putzen und waschen, alles abtropfen lassen, nichts im Wasser liegen lassen. Gemüse auf die Kartoffeln legen und weitere fünf Minuten kochen lassen. Dann geschälte Knoblauchzehen zugeben, Hitze abstellen und weitere fünf Minuten dünsten lassen. In dieser Zeit Kräuter kleinschneiden, Tisch decken.
Beim Servieren erst die Frischkost, wie Salate, Tomaten, Gurken, Rettich, Radieschen, mit Avocado, frischen Kräutern und Ölen servieren, später das bißfest Gedünstete.

Grundrezept für eine basische Gemüsesuppe

Falls noch ein Rest von Pellkartoffeln übriggeblieben ist, so kann man bei der nächsten Mahlzeit die Kartoffeln zerdrücken oder mit einem Rührgerät und etwas Wasser cremig schlagen. Dann mit Wasser auffüllen, zum Kochen bringen. In dieser Zeit frisches Gemüse klein schneiden, ins kochende Wasser geben und die Hitze sofort runterstellen, so

daß nur die Nachwärme des Herdes das Gemüse erwärmt. Dadurch bleiben alle wesentlichen Bestandteile erhalten. Vor dem Servieren abschmekken und mit grünen Kräutern und bei Bedarf einem Stich Butter verzieren.
Eine weitere Variante ist, daß verschiedene Gemüsesorten klein geschnitten und in einen großen Topf mit Wasser gegeben werden. Bei Bedarf einen Brühwürfel Gemüsebrühe ohne Glutamat als Grundwürzung im Wasser auflösen. Auch hier kurz vor dem Servieren viele grüne Kräuter und etwas naturbelassenes Fett darübergeben.

Grundrezept für Avocadosoße

Eine reife Avocado halbieren, den Stein entfernen, mit einem Teelöffel aushöhlen, das Fruchtfleisch mit einer Gabel zerdrücken und mit Kräutern und Gewürzen (Knoblauch) abschmecken. Falls nötig mit etwas Wasser und Zitronensaft strecken.

Grundrezept zum Keimen

Keimgut über Nacht einweichen, am nächsten Morgen unter fließendem Wasser abspülen und auf einem Sieb abtropfen lassen. Was unter der Erde keimt, möglichst im Dunkeln abgedeckt keimen lassen. Was grüne Blätter entwickeln soll, unter Sonnenlicht keimen lassen. Alles warm stellen und feucht halten.

Grundrezept für Essener-Brot

200 Gramm Getreide zwei bis drei Tage keimen lassen. Wenn der Keimling etwa ein Zentimeter lang ist, das Getreide durch einen Fleischwolf oder durch eine Handmühle drehen. 50 Gramm Sonnenblumenkerne über Nacht einweichen und ebenfalls durchdrehen. Mit zwei Eßlöffeln Sonnenblumenöl und Gewürzen (Kümmel, Fenchel, Koriander) zu einem Teig vermengen. Kleine Fladen formen und an der Sonne, im Dörrapparat oder im Backofen (bei etwa 60 Grad Celsius) austrocknen lassen.

Verlaufsprotokoll „Das Teilfasten“

nach Doris Wroblewski

Datum	1. Tag	2. Tag	3. Tag	4. Tag
pH-Wert	5 6 7 8	5 6 7 8	5 6 7 8	5 6 7 8
Urin 7:00	....	....	....	....
Urin 9:00	....	....	....	....
Urin 12:00	....	....	....	....
Urin 14:00	....	....	....	....
Urin 15:00	....	....	....	....
Urin 18:00	....	....	....	....
Urin 21:00	....	....	....	....
Nahrungs-aufnahme				
Befinden: körperlich seelisch geistig				
Träume:				
Gewicht:				

5. Tag	6. Tag	7. Tag
5 6 7 8	5 6 7 8	5 6 7 8
. . . .	. . . .	. . . .

Beispiel:

	7. Tag
8	5 6 7 8
. . . .	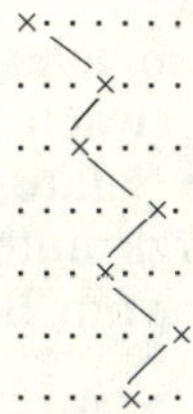
	– Birnen – Endivie – Avocado – Möhren – Kohlrabi – Apfel
	● Kopf- u. Gelenk-schmerzen ● zum Weinen ● müde ● aufgedreht
	● Wasser ● Abgründe ● Ängste
	67,2 kg

Einkaufszettel

Auf dem Markt, möglichst von Bio-Bauern:

- frische grüne Kräuter wie Petersilie, Dill, Schnittlauch
- Kartoffeln, je nach Geschmack festkochend oder mehlig
- Gemüse aller Art, besonders auf unter/über der Erde gewachsen achten
- frische Salate aller Art
- Gewürzkräuter wie Meerrettich, Knoblauch
- Butter vom Bauern.

Aus dem Naturkostladen:

- naturbelassene Öle, Avocado
- Meersalz (eventuell mit Kräutern), kein Steinsalz oder jodiertes Salz verwenden
- bei Bedarf Hefeflocken, Gomasio (Sesam mit Meersalz)
- nach Wunsch Gemüsebrühe (ohne Glutamat)
- Getreidekörner zum Keimen
- Samen zum Keimen: Rettich, Radieschen, Alfalfa, Sonnenblumenkerne
- bei Bedarf ungeschwefeltes Trockenobst und Mandeln
- Keimgerät.

Aus dem Haushaltsgeschäft oder vom Versandhandel:

- zusammenlegbares Sieb oder Siebeinsätze für Kochtopf
- Wasserkocher (für Ayur-Veda-Wasser).

Nützliche Adressen:

Vereinigte Ölmühle Ditzingen, 71247 Ditzingen, Telefon 07156/8249, Telefax 07156/8372.
Nur Sonnenblumenöl-Auslese, Sesam-, Mandel-, Walnußöl. Am besten Albert Störzbach verlangen.

Firma Eschenfelder, 76846 Hauenstein, Landauer Str. 16, Telefon 06392/7119, Telefax 06392/7110.
Bambussiebeinsätze, Keimgeräte, Kornquetsche.

Satnam Versand, Freiligrathstr. 14, 60385 Frankfurt, Telefon 069/434419, Telefax 069/438571.

Beim Demeterbund oder bei Bioland die Adressenliste von Bio-Höfen in Ihrer Umgebung anfordern:
Bioland Bundesverband, Nördliche Ringstr. 91, 73033 Göppingen
Demeter Bundesverband, Baumschulenweg 11, 64295 Darmstadt

„Wandern und Radeln im Altmühltal bei basischer Kost", Gästehaus Käufl, Gartenstr. 25, 93339 Riedenburg, Telefon 09442/1402.

Orkos Bio-Versand, Telefon 0033/1/64602121, Telefax 0033/1/64001846.

Dr. med. Renate Collier, Rosenanger 10, 31595 Steyerberg

Literaturverzeichnis

Kurt Allgeier: Die geheimen Heilrezepte des Nostradamus. München, Heyne Verlag, 1992.

Ralph Bircher: Ist Gesundheit fotografierbar? Zürich, Cempami-Bircher Verlag, 1978.

Ralph Bircher: Geheimarchiv der Ernährungslehre. Zürich, Bircher-Benner Verlag, 1980.

Otto Buchinger: Das Heilfasten. Stuttgart, Hippokrates Verlag, 1982.

Guy Claude Burger: Die Rohkosttherapie. München, Heyne Verlag, 1983.

Renate Collier: Natürliche Ernährung in der modernen Welt. Steyerberg, 1984.

Harvey und Marilyn Diamond: Fit für's Leben (Fit for Life). Ritterhude, Waldthausen Verlag, 1988.

Sabine Dörries: Der Säure-Basen-Haushalt des Menschen. Diplomarbeit, Gießen, 1992.

Heinz Fahrner: Fasten als Therapie. Stuttgart, Hippokrates Verlag, 1985.

R.D. Fußgänger: Die Geschichte des Fastens. In: Das modifizierte Fasten, Ditschuneit und Wechsler (Hrsg.). Baden-Baden, Witzstrock Verlag, 1981.

Karl O. Glaesel: Heilung ohne Wunder und Nebenwirkungen. Konstanz, Labor Glaesel Verlag, 1986.

Doris Grusdew-Wroblewski: Alternatives Abnehmen – aber mit Vernunft. Zimmern, Selbstverlag, 1987.

Sven P. Johanson: Heilfasten und Entschlacken. Augsburg, Weltbild Verlag, 1988.

Josef Karl: Das lymphatische System. München, Pflaum Verlag, 1989.

Peter Königs: Entstehung und Therapie der Azidose. Eigenverlag, 1993.

P. Kouschakoff: Nouvelles lois d'alimentation humaine basées sur la leucocytose digestive. 1937.

Viktoras Kulvinskas: Leben und Überleben. Kursbuch ins 21. Jahrhundert. München, Hirthammer Verlag, 1980.

Hellmut Lützner: Wie neugeboren durch Fasten. München, Gräfe und Unzer, 1986.

Meyer's Enzyklopädisches Lexikon. Mannheim, Bibliographisches Institut, 1977.

Franz Xaver Mayr: Schönheit und Verdauung. Bad Goisern, Verlag Neues Leben, 1968.

Jacques Moron; Guy Roujon: Ätiologisch-therapeutisches Konzept der Fettsucht, 1978.

I. Oetinger-Papendorf: Durch Entsäuerung zu seelischer und körperlicher Gesundheit. Eigenverlag.

Shrimant Balasahib Pnadit Pratinidhi: Das Sonnengebet. Füssen, Samsara Verlag.

Pschyrembel: Klinisches Wörterbuch. Berlin, De Gruyter, 1989.

Erich Rauch: Die Darmreinigung. Heidelberg, Haug Verlag, 1989.

Erich Rauch: Blut- und Säftereinigung. Heidelberg, Haug Verlag, 1988.

Erich Rauch: Diagnostik nach F.X. Mayr. Heidelberg, Haug Verlag, 1977.

Erich W. Stiefvater: Die Organuhr. Heidelberg, Haug Verlag, 1993.

Walter Vandereycken et al: Hungerkünstler – Fastenwunder – Magersucht. Zülpich, Biermann Verlag, 1990.

Devanando O. Weise: Harmonische Ernährung. München, Goldmann Verlag, 1992.

Gertrud Walter; Theo Kisters: Einbruch des Lichts durch Fasten. Volkertshausen, Samariterwerk, 1985.

Helmut Weiß: Kranker Darm – kranker Körper. Heidelberg, Haug Verlag, 1988.

Lothar Wendt: Die Eiweiß-Speicherkrankheiten. Heidelberg, Haug Verlag, 1987.

Lothar Wendt: Gesundwerden durch Abbau von Eiweißüberschüssen. St. Georgen, Schnitzer Verlag.

Michael Worlitschek: Praxis des Säure-Basen-Haushaltes. Heidelberg, Haug Verlag, 1991.

Michael Worlitschek: Der Säure-Basen-Haushalt. Heidelberg, Haug Verlag, 1994.

Vorlage der Abbildungen S. 204/205:

Günther u. Hildegard Wittlinger: Lehrbuch der manuellen Lymphdrainage nach Dr. Vodder. Bd. 1: Grundkurs.

Buchempfehlungen

Wer ist Gesundheitskiller Nr. 1?

Gisela Friebel/Erika Wellmann

Das Kursbuch der säurefreien Kost. Nach langer Vorbereitung ist es endlich da!
Das revolutionäre Buch der Ernährung. Ein Leitfaden zur Bewältigung aller Ihrer gesundheitlichen Probleme. Ernährung als Basistherapie aller gesundheitlichen Störungen. Reichhaltige Rezeptauswahl für die Zubereitung einer säurefreien Kost.
Unvorstellbar, daß es nicht Dutzender Diäten für alle möglichen Krankheiten bedarf, sondern daß es eine Ernährungsform gibt, die sich bei allen Krankheiten heilsam auswirkt, egal ob Sie an Depressionen oder Rheuma leiden, Herzprobleme oder Durchblutungsstörungen haben oder einfach schöner aussehen wollen. Dieses Buch geht auf kritische Distanz zu Ernährungsweisen, die sich als vollwertig bezeichnen, aber häufig genug nicht zu wirklicher Gesundheit führen.

Bestellen Sie das Buch über Ariane Verlag GmbH, Hattsteiner Straße 2, 61462 Königstein/Falkenstein
ISBN 3-929960-04-4 DM 30,–

In ihrem Buch

Ich habe Krebs! Na und?

sagt die Autorin Gisela Friebel:

Jedes Jahr erkranken über 200 000 Menschen in unserem Land an Krebs. Die Medizin ist oft machtlos. Das Urteil Krebs löst Panik und Todesängste aus. Ich selbst bin an Krebs erkrankt und habe einen Weg aus der Hoffnungslosigkeit gefunden und lebe noch immer. Ich habe erkannt, daß es an uns ganz allein liegt, ob wir diese Krankheit besiegen oder nicht. Das Buch wird Kraft zum Weiterkämpfen geben.

Bestellen Sie das Buch über Ariane Verlag GmbH,
Hattsteiner Straße 2, 61462 Königstein/Falkenstein
ISBN 3-87310-001-0 DM 12,–

Ich habe Krebs – und lebe noch immer

Trotz steigender Ausgaben im Gesundheitswesen sterben heute immer mehr Leute an Krebs. Allein 1987 waren ein Viertel aller Sterbefälle auf eine Krebserkrankung zurückzuführen. Durch falsche Diagnosen und Therapien, die keine sind, werden nicht nur Krebspatienten gefährdet.

Gisela Friebel hatte Krebs, wurde operiert und chemotherapeutisch behandelt. Als sie feststellte, daß es ihr dadurch immer schlechter ging, begann sie sich mit Mitteln der Naturheilkunde selbst zu helfen. Im vorliegenden Buch gibt sie viele praktische Ratschläge und beschreibt, warum die einzelnen Mittel wirken. Alles hat sie selbst ausprobiert.

Obwohl ihr ein Arzt prophezeite, daß sie spätestens in einem Jahr „angekrochen“ käme, lehnte sie bis zum heutigen Tage jede weitere ärztliche Behandlung strikt ab. Zehn Jahre nach der Operation und Chemotherapie fühlte sie sich wohler denn je.

„Ich habe Krebs – und lebe noch immer“ ist nicht nur für Krebspatienten ein wichtiger Ratgeber.

Gesundheit fast zum Nulltarif

Gisela Friebel

Können verschiedene Krankheiten wie Diabetes, Rheuma, Schuppenflechte, Migräne und viele andere mehr durch dasselbe Nahrungsmittel gebessert oder geheilt werden?
Was unserem nüchternen Menschenverstand unmöglich erscheint, ist für viele bereits Realität geworden. Durch besondere Aufbereitungsformen von Getreide aus biologischem Anbau (Gärprozeß auf Milchsäurebasis), die eine weitreichende Aufnahme vieler wichtiger Inhaltsstoffe (Vitamine, Spurenelemente, Enzyme) gewährleisten, lassen sich Stoffwechselprozesse gründlich beeinflussen. Dies kann unter Vermeidung grober Ernährungsfehler zu einer so weitreichenden Normalisierung des Stoffwechsels führen, daß oben genannte Krankheitsbilder in vielen Fällen erheblich gebessert oder geheilt werden können.
Erfahrungsberichte Betroffener geben Hoffnung und Mut!

Nahrung für deine Seele

Gisela Friebel/Dr. med. Klaus Hoffmann

„Nahrung für deine Seele" ist in erster Linie eine Hilfestellung für verzweifelte Angehörige psychisch Erkrankter. Aber auch Therapeuten, die auf dem Weg sind, wirklich helfen zu wollen, können damit arbeiten. Die Autoren verweisen auf vollkommen neue Wege, die auch jeder Laie gefahrlos gehen kann. Das Buch ist ein Wegweiser für die richtigen Nährstoffe und Verfahren, wie man psychisch Kranken wirklich helfen kann. Da es sich hier um ein so brisantes Thema handelt, kommen auf weiten Strekken Fachexperten zu Wort. Es wird über die Nebenwirkungen von Medikamenten sowie Elektroschocks aufgeklärt. Auch werden ganz konkrete Hinweise gegeben, wo man Hilfe bekommen kann.

Sind wir schon alle Versuchskarnickel?

Gisela Friebel/Dr. med. Klaus Hoffmann

Der Titel ist genauso provokativ wie der alltägliche Umgang mit Menschen in den Bereichen Medizin, Pharmazie, Chemie und Umwelt. Die Autoren machen bewußt, daß jeder von uns schon längst ein Versuchskarnickel ist und als Spielball vielerlei Interessen dient. Wissenschaftler „forschen" besonders in Medizin und Technik – Menschen bleiben auf der Strecke. Viele sind sich ihres Mißbrauchs nicht bewußt. Allerdings zeigen die Autoren auch Lösungen in dem Chaos auf. Wenn schon Versuchskarnickel, dann sein eigenes! So werden Erfahrungen und Hinweise gegeben, wie man auf ungefährliche Art und Weise besonders im gesundheitlichen Bereich zu eigenem Vorteil – meist erfolgreich – Versuchskarnickel wird. Welch ein Buch!

Gesundsein ist etwas Göttliches

Gisela Friebel/Dr. med. S. Bambang

Sind Sie krank, haben Sie auch die Pflicht, sich wieder gesund zu machen, das heißt Ihre Selbstheilungskräfte zu aktivieren. Die Autoren erklären, was das für Auswirkungen für Sie persönlich, Ihre Familie, Ihr Umfeld, das ganze Land hat, wenn Sie krank bleiben.
Beginnend bei einer einmaligen Darmpflege (u.a. Beseitigung der Darmgase) über bestimmte Ruheübungen bis hin zu einem sensationellen Hirsefasten, enthält das Buch viele Hinweise für die Anwendung.
Wußten Sie, daß Lichtenergie für Ihren Stoffwechsel notwendig ist? Die Natur steht immer auf Ihrer Seite!
Beginnen Sie sofort und Sie werden nur noch staunen.

Bestellen Sie das Buch über Ariane Verlag GmbH, Hattsteiner Straße 2, 61462 Königstein/Falkenstein
ISBN 3-929960-07-9 DM 22,–

Original-Vortrag
vom Tages-Seminar in 74182 Willsbach
am 15. Mai 1993
Aufzeichnung des Gesamt-Vortrages
(4 MC mit 6 Std. Gesamtlaufzeit)

Heilen ist einfach

Referentin: Gisela Friebel

Themen der Veranstaltung

- Krebs – Osteoporose – Cholesterin – Immunsystem
- Warum sind Cholesterin nicht und zuviel Eiweiß schädlich?
- Wieviel Kalzium braucht der Mensch?
- Braucht jede Frau Hormone?
- Welche Vitamine reduzieren Krebs um 40%?
- Wie entstehen Knoten?
- Benötigt der menschliche Organismus überhaupt Milchprodukte?
- Wie senkt man Bluthochdruck?
- Ist Rheuma, Arthritis, Gicht durch richtige Ernährung heilbar?
- **Heilt richtige Ernährung psychische Erkrankungen?**

Bestellen Sie die Cassetten über Ariane Verlag GmbH, Hattsteiner Straße 2, 61462 Königstein/Falkenstein ISBN 3-929960-01-X DM 85,–

Die Heilkraft der Eigenharn-Therapie

Ingeborg Allmann

Die Aktivierung unserer Selbstheilungskräfte ist heute – in einer Zeit, in der unsere Gesundheit mehr und mehr durch Umwelteinflüsse, Apparate-Medizin und chemische Medikamente beeinflußt wird – wichtiger denn je.
Die Eigenharn-Therapie, eine schon seit Jahrtausenden von vielen Völkern erprobte Heilweise, gewinnt auch bei uns immer mehr Anhänger.
Daß diese Therapie sich inzwischen erfolgreich bewährt hat, beweist Ingeborg Allmann in diesem Buch.
Abseits ausgetretener medizinischer Pfade zeigt sie anhand von Heilbeispielen, umfangreicher Literatur, die sie teilweise selbst übersetzt hat, und nicht zuletzt an ihrer eigenen Krankengeschichte, wie Eigenharn helfen und heilen kann.
Wunder kann auch die Eigenharn-Therapie nicht vollbringen, aber es mutet fast wie ein Wunder an, was der Eigenharn bei seiner Wiederverwertung Erstklassiges zu leisten vermag.

Neu!

Damit Gesundheit bezahlbar bleibt!

Kosten senken durch Naturheilverfahren oder was am Gesundheitswesen (so) alles faul ist und was zu ändern wäre

Dr. Rainer Matejka

Hohe Kosten, hohe Versicherungsbeiträge, Gruppenegoismus und steigende Probleme vor allem mit den sogenannten Zivilisationskrankheiten kennzeichnen unser heutiges Gesundheitswesen.
Während viele von einem „weiter so" reden und meinen, es ginge nur darum, dieses „weiter so" irgendwie zu finanzieren, will das Buch aufzeigen, daß unser Gesundheitswesen zahlreiche Schwachstellen aufweist. Bloße Reparaturen reichen da nicht aus. Vielmehr sind in weiten Bereichen grundlegende Umdenkprozesse notwendig. Im Mittelpunkt dabei: die nachhaltige Integration naturheilkundlicher Denk- und Heilweisen in die medizinische Aus- und Weiterbildung. Doch die Bevölkerung muß mehr als bisher über die Möglichkeiten einer naturgemäßen Heil- und Lebensweise informiert werden.
Alle Reformbemühungen werden jedoch zwecklos sein, wenn sie nicht durch eine Reform unseres Krankenversicherungswesens begleitet werden. Das

gegenwärtige System begünstigt vor allem die „Absahner". Es würgt jegliche Eigeninitiative ab, bestraft eine gesundheitsbewußte Lebensweise durch überhöhte Beiträge und belohnt immer diejenigen, die unkritisch die Hand aufhalten. Am Beispiel der häufigsten Erkrankungen wie etwa Herz-Kreislauf-Erkrankungen, Krebs, Allergien, Rheuma, Osteoporose und Migräne werden zwanglos die andersgelagerten Denkansätze einer naturheilkundlich ganzheitlich orientierten Medizin geschildert.
Deshalb will das Buch eine Brücke bauen zwischen Naturheilkunde und der Schulmedizin. Denn nur gemeinsam haben beide eine Zukunft.

Pro und Contra Rohkost-Ernährung

Jamila Peiter

Jamila Peiter zeigte Mut und hat das Tabu der Verfechter der reinen Rohkostlehre gebrochen. Nach enthusiastischen Jahren mit der „Heilkost" sieht sie nicht allein die Pro-Seite dieser naturbelassenen unerhitzten Frischkost, sondern nimmt auch zunehmend die Contra-Seite zur Kenntnis. In ihrer dritten überarbeiteten Auflage von „Die Heilkraft der Vitalernährung" läßt die Autorin ihre langjährigen Erfahrungswerte mit der Rohkost einfließen und ändert zwangsläufig den Buchtitel ab zu „Pro und Contra Rohkost-Ernährung". Ihr engagierter Einsatz für naturbelassene Nahrung und ihr späteres kritisches Hinterleuchten dieser Ur-Nahrung des Menschen sind untrennbar mit ihrem persönlichen Schicksal verbunden. Ihr selbst war das Leidenspäckchen „Immunschwäche" bereits mit in die Wiege gelegt, was eine „unendliche Krankengeschichte" auslöste. Kaum ein Organ ihres Körpers blieb von Krankheiten verschont. Die Wende 1979 verdankte sie Dr. med. M.O. Bruker. Das Unglaubliche geschah: Nach zehn Tagen der Umstellung auf Rohkost war Jamila Peiter beschwerdefrei. Das Thema Ernährung bestimmte seitdem ihr Leben. 1981 ließ sie sich bei Dr. Bruker zur Gesundheitsberaterin ausbilden, eröffnete in Frankfurt/Main einen Naturkostladen, ging mit Vorträgen und Seminaren über Vollwertkost an die Öffentlichkeit und hält seitdem Kontakt mit vielen Rohkost-Anhängern. 1984 befaßte sie sich außerdem intensiv mit der Instinkto-Therapie von Guy Claude Burger in seinem Therapie-Zentrum in Paris.

In ihren ersten Rohkost-Jahren zählte nur die Pro-Seite dieser vitalisierenden Kostform. Ja, ihre Überzeugung nahm solch fanatische Züge an, daß jeder Verstoß gegen die selbstauferlegten Ernährungsregeln ein schlechtes Gewissen erzeugte und schon der Verzehr einer gekochten Kartoffel in Selbstvorwürfen endete!

Doch ab dem vierten Rohkostjahr kamen die Rükkenschmerzen und Magen-Darm-Beschwerden zurück und öffneten der Autorin zunehmend Auge und Ohr für die Contra-Seite. Sie mußte feststellen, daß mit jedem weiteren Rohkostjahr „Körper und Seele immer mehr auf der Strecke blieben". Eine Umfrage-Aktion der Autorin brachte außerdem zum Vorschein, daß etwa 90 Prozent der antwortgebenden Rohköstler (522 von 1000) durch die Umstellung auf reine Rohkost – genau wie die Autorin selbst – eßsüchtig geworden waren. Und Sucht bedeutet immer ein Mangel. Diese Extrem-Erfahrungen in der Rohkost-Szene haben sich inzwischen auf ein gesundes Maß eingependelt und stabilisiert. Nach Ansicht der Autorin ist „eine Ernährungsform in gleichem Maße nützlich, wie sie von Körper, Seele und Geist nicht nur angenommen, sondern tagtäglich praktisch umgesetzt werden kann". Wer in dem Buch naturwissenschaftliches Detailwissen und Fakten über Nährstoffe, Vitamine, Mineralstoffe und Spurenelemente erwartet, wird nicht auf seine Kosten kommen. Wer jedoch an erlebten Erfahrungen mit der Vitalkost interessiert ist und seine Ernährungsweise grundsätzlich und kritisch überdenken möchte, wird diesem Buch eine Fülle von konkret umsetzbaren Anregungen und auch Kontakt-Adressen entnehmen können.

Zwischen Ethik und Profit

Edgar Berbuer

Arzt und Patient als Opfer eines Systems

Ein Arzt packt aus. Schuld daran ist unser Gesundheitssystem, das Arzt wie Patient dazu verführt, von den Pfaden der Moral und Ethik abzuweichen. Moral ist Luxus und wird bestraft mit Leistungsentzug.

Das Vertrauensverhältnis zwischen Arzt und Patient bleibt davon nicht unberührt. Zwänge und Ängste, die daraus entstehen, lassen Vertrauen schwinden und Mißtrauen wachsen. Eine offene Front nach vielen Seiten entsteht. Das Fazit lautet: Unsere Medizin ist krank, reduziert auf intensive technische Diagnostik und ausgiebige Medikamentenverordnung. Der Mensch, der Patient als Ganzes verschwindet aus dem Blickwinkel. Die Medizin degeneriert immer mehr zu einem profanen Dienstleistungsunternehmen, in dem der Mensch zu kurz kommen muß. Sein Körper wird fachärztlich aufgeteilt, für Seele und Gefühle ist da kein Platz mehr.

Dieses Buch ist keine Schuldzuweisung. Es ist die Bilanz eines engagierten Arztes für Allgemeinmedizin aus vorderster Frontlinie. Es ist ein Hilferuf an alle, die sich für die Medizin und unser Gesundheits-

system verantwortlich fühlen. Angesprochen sind Patienten, Ärzte, Politiker, Juristen, Journalisten, Versicherungen, Gewerkschaften und die Verantwortlichen für die medizinische Ausbildung.
Dr. med. Berbuer appelliert an Ethik und Moral aller, die die Verantwortung dafür tragen, wie die Zukunft an die Solidarität des einzelnen, aus sozialer Absicherung kein Ausbeuteverhalten zu entwikkeln. Unser Gesundheitssystem ist kein Selbstbedienungsladen. Das würde über kurz oder lang Konkurs bedeuten.